臨床に役立つ
五行理論
——慢性病の漢方治療——

土方康世＝著

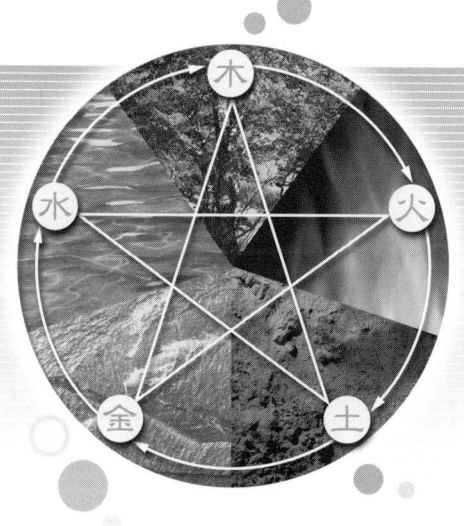

東洋学術出版社

推薦の序

　『臨床に役立つ五行理論　―慢性病の漢方治療―』を推薦致します。
　地球上に生活するすべての生体は，自然の恩恵を受けている。
　自然界の五行，木火土金水を人体の五行に当てはめてみると，まさに四季・天候・暑さ・寒さ・湿度などの巡りによって，その時期の疾病が発生しやすいことがよくわかる。
　このたび，土方康世先生が五行五臓の相生・相克によって，様々な慢性疾患の診断と治療を大変わかりやすく解説された。
　二臓の母子関係の相生相克だけでなく，三臓が影響し合っている様子が図示されているので，どの順番で治療すればよいかがよくわかる。1つの疾病が多くの臓器と関連していても，その原因と目される臓から現症を呈する臓へと移行することが判明すれば，おのずと処方も決まってくる。
　症例を通した解説は先生ならではのもので，その解釈は斬新である。先生は中医学の大家ではあるが，漢方を志すものであれば，中医学，日本漢方に関係なく，この理論を日常の診療に役立てることが必要だと推薦申しあげる次第である。

日本東洋医学会
名誉会員
二宮　文乃

推薦の序

　中医学は東洋医学を学習しやすいように，古典を重視しながら歴代の医家の学説を取り入れ，系統的に理論づけられて完成した医学です．中国では中医薬大学で使用される「統一教材」としてまとめられています．基礎の解説書として統一することで，難解に感じられる東洋医学を整理しやすく，また初学者にとっても把握しやすいという利点があります．日本においても中医学に対する認識が高まり，中医学を学ぶ先生方も増えており，たいへん嬉しく思っています．

　『傷寒論』などの古典においても，「病」「証」「症」それぞれを説明する条文がありますが，日本では条文どおりに方剤を投与することが多く，一般に「方証相対」と言われています．これが有効なこともありますが，複雑な臨床症例に対しては無効なこともあります．その理由は，原文の条文だけでは，その「病」「証」「症」の基礎理論・病因病機（発病の原因・発病の機序＝病理）に対する説明が不足しているためだと考えられます．

　そこで，中医学の弁証論治*を学習することによって，思考法や視野が広がり治療法を見つけやすくなります．弁証論治の具体的な流れは，「理（弁証）→法（論治＝治療原則）→方（方剤）→薬（生薬）」ともいわれ，正確に弁証論治を行うためには，中医基礎理論・中医臨床・方剤学・生薬学を併行して学習する必要があります．

　　＊弁証論治：中医学の診断方法（望・聞・問・切の四診）を運用して患者の複雑な症状を分析し，それを総括して，いかなる性質の証（証候）であるかを判断するのが【弁証】で，さらにその証に対する治療原則にもとづいて，治療方法を確定するのが【論治】です．

　確かに中医学で用いられている中医用語と，弁証論治の考え方には理解しにくい部分があります．しかし，臨床医である土方康世先生の著書はまさに，具体的な弁証方法を丁寧にまとめた臨床に役立つ参考書で，特に中医学の根源でもある『黄帝内経』の五行学説・臓腑学説を軸に，千変万化の臨床症例がわかりやすく整理されています．本書は中医学の弁証論治の考え方を学習するうえで役に立つはずです．

私は5年前に静岡伊豆漢方勉強会で，土方康世先生に出会いました。静岡の先生方からも土方先生は中医学に精通した先生だと教えられましたが，なにより土方先生の中医学に対する熱意にたいへん感動し，刺激を受けました。土方先生は学んだ中医学の理論を，すぐに臨床で実践する頭脳明晰な学者であり，心より敬服しております。
　本書の特徴は主に以下の4つです。
1. 難解な中医学の用語を簡明に説明しながら，図を多く取り入れているので，中医学の初学者でも活用しやすい。
2. 臓腑学説の理論だけでなく，五臓の相互関係を重視する五行学説を利用して，「相生」「相克」「相乗」「相侮」の関係を具体的な症例を通して詳しく説明しています。臨床においてうまく弁証できない難治症例に遭遇しても，治療方法が見つけやすく，有効処方を選択しやすくなります。
3. 各症例の考察では，診断のポイントを明らかにしながら簡明にまとめられています。
4. 読者自身の症例を分析したり，整理したりするときに，本書の弁証分類法を参考にすることができます。

　今から36年前，私は中国の北京から日本に来ましたが，来日当初，母校である北京中医薬大学の先生方から「日本に行けばこれまで学んできた中医学を学べなくなるが，それでもいいのか」と言われ，そのことをいつも気に掛けていました。しかし，日本に来て36年の歳月が過ぎ，その間，ずっと中医学の仕事に囲まれ，日本の医療関係の先生方とともに中医学を勉強できることに，心から感謝しています。
　中医学を学んできた一人として，日本の医療関係者に中医学の素晴らしさをわかりやすく伝えることに大きく貢献されている土方康世先生に感謝申しあげます。中医学が日本の医療現場でさらに普及し，応用され，人びとの健康・養生に貢献できることを心からお祈り致します。

中医学講師
菅沼　栄

本書を読むにあたって

1. 本書は，五行理論の特に相生・相克・相乗・相侮の関係を，臨床において応用した筆者の経験をまとめたものです。

2. 五行説は，古代中国の基本哲学であり，宇宙の森羅万象を木・火・土・金・水の5種類の行に分類し，それらの相互関係の法則性を見出して体系化されたものです。現代科学の目からみると五行は非科学であり，漢方臨床家においても五行を忌避する方は少なくありません。しかし五行の相関理論は中国伝統医学の発展過程で中核的理論として取り込まれており，五臓の生理病理を把握するうえで五行の理解は欠かせません。

3. 五行の相関には，正常な状態の相生・相克関係と，病的な状態の相乗・相侮関係があります。実際の臨床においても，肝（木）が盛んとなって脾（土）を克する（討ち滅ぼす）相乗関係の木乗土，心が盛んになり過ぎて，本来心（火）を克する腎（水）を受け付けない相侮関係の火侮水はしばしば見られます。
  本書では一般に空理空論と思われがちな五行理論にスポットを当て，五行に熟知すれば臨床に役立つことを，筆者の臨床経験にもとづいて紹介しています。特に筆者は慢性疾患に有効であると述べています。

4. もちろん筆者自身が強調しているとおり，五行理論のすべてを人体に当てはめることはできません。しかし人の病態に五行理論を当てはめて考えることは難治病を治療する糸口となる可能性があります。

5. 本書の中核を為すのは，第3・4章の筆者の症例分析です。収録した26症例すべてに五行図を使って各臓の相関を図示しており，ひとめで各症例における五臓の相関関係を理解できるようになっています。図中には便宜的に肝①・心②・脾③・肺④・腎⑤と各臓ごとに番号をふってあり

ますが，番号自体に意味はありません。

6．症例のなかには煎じ薬を使ったものもあります。それらについては各症例の最後に［エキス剤で代用するなら］という項を設けて，代用処方を呈示してありますので参考にしてください。

7．巻末の附表は，神戸中医学研究会編著『中医学入門［第2版］』（医歯薬出版株式会社）などを元に一部改変して筆者が作成したものです。五臓各臓の弁証論治を一覧にしたもので，病態がどの臓に属するのかを決定する際に参考になるので，附表を見ながら本書を読み進めていただくと理解しやすいでしょう。なお表に記載されている症状はあくまでも主症状であり絶対的なものではありません。

編集部

目 次

推薦の序 ……………………………………………………………… i
推薦の序 ……………………………………………………………… iii
本書を読むにあたって ……………………………………………… v

緒論　　　　　　　　　　　　　　　　　　　　　　　　　1

第1章　五行理論の基礎　　　　　　　　　　　　　　　　3

1-1　五行と五臓の関係 ……………………………………………… 3
　●五行の特性 ……………………………………………………… 4
　●五臓の特性 ……………………………………………………… 4
1-2　五行の相生・相克・相乗・相侮 ……………………………… 5
　●相生 ……………………………………………………………… 6
　●相克 ……………………………………………………………… 7
　●相乗と相侮 ……………………………………………………… 9
1-3　五行理論にもとづく五臓のつながり ………………………… 9
1-4　五臓の生理と病理 …………………………………………… 11
　1-4-1　肝胆の病証 …………………………………………… 11
　　●肝胆の病証（虚証あるいは虚実挟雑）の考え方 ……… 12
　　●肝胆の病証（実証あるいは虚実挟雑）の考え方 ……… 13
　1-4-2　心と小腸の病証 ……………………………………… 14
　1-4-3　脾胃の病証 …………………………………………… 16
　1-4-4　肺と大腸の病証 ……………………………………… 18
　1-4-5　腎と膀胱の病証 ……………………………………… 20

1-5　五行にもとづく臓腑病変の伝変 ……………………………… 22
　　　　●相生（母子関係）による伝変と治療 ……………………… 22
　　　　●相乗・相侮関係の伝変と治療 ……………………………… 23

第2章　『蕉窓雑話』にみる五行理論　　25

　　2-1　症例 ……………………………………………………………… 26
　　2-2　和田東郭の五行理論による臓器間相関考 …………………… 29

第3章　相生・相克・相乗・相侮症例の検討　　31

　　3-1　心脾同病 ………………………………………………………… 31
　　3-2　脾肺同病 ………………………………………………………… 39
　　3-3　肺腎同病 ………………………………………………………… 45
　　3-4　肝腎同病 ………………………………………………………… 54
　　3-5　肝心同病 ………………………………………………………… 60
　　3-6　肝脾同病 ………………………………………………………… 68
　　3-7　肝肺同病 ………………………………………………………… 73
　　3-8　心肺同病 ………………………………………………………… 80
　　3-9　心腎同病 ………………………………………………………… 88
　　3-10　脾腎同病 ……………………………………………………… 95

第4章　五行理論を使った治療戦略　　107

　　症例1　男性更年期 ………………………………………………… 109
　　症例2　化学物質過敏症・喘息 …………………………………… 113
　　症例3　潰瘍性大腸炎 ……………………………………………… 117
　　症例4　月経困難症・冷え症 ……………………………………… 121

附表

1　肝胆の病証 …………………………………………………… 129
2　心の病証 ……………………………………………………… 132
3　脾と胃の病証 ………………………………………………… 134
4　肺と大腸の病証 ……………………………………………… 138
5　腎と膀胱の病証 ……………………………………………… 140

あとがき ………………………………………………………… 143
索引 ……………………………………………………………… 145

緒論

　五行説とは宇宙を構成するすべてのもの，すなわち森羅万象を理解し，法則性を見出して体系化したものである。当初は医学とは無関係な世界，たとえば政治において利用されることが多かったと推察されている古代中国の基本哲学である。中国湖南省長沙の馬王堆遺跡から発掘された「馬王堆漢墓帛書」五行篇の五行の内容は「仁・知・義・礼・聖」であり，本稿で述べる医学的五行とは無関係である[1]。

　これが書かれた時期は，紀元前168年以前と推定されている。春秋時代は新しい学術思想が生じ諸子百家の思想が盛んとなり陰陽学説・五行学説も発展した。この時期以後に『素問』『霊枢』などで，五行は五臓と関連付けられて医学的に検討されるようになったと推察される[2]。

　相生・相克・相乗・相侮などの治療への応用は，五臓間の相関関係を元にしていることから，古代の医家が五行説を元に臨床経験を積み重ねて体系化してきたものと推察される[3]。長期に及ぶ経験を蓄積したものであるだけに，基本をよく理解して使えば現代においても非常に有用である。特に原因不明の慢性疾患や難治性疾患，壊病（誤治により複雑化した病）の治療には大きなヒントを与えてくれる。

　日常診療においても，病気が進行していく各ステージで，そのときどきの症状を時系列で整理し，相生・相克・相乗・相侮の関係を確認・整理することによって，どの臓に対してどの治療（処方）を使うとよいのかという方向性が明らかになることが多い。江戸時代の有名な折衷派医師の和田東郭（1744～1803）は，「五行説」という言葉こそ使わないが，実際にはこれを駆使し，肝気鬱結に対して疏肝処方（四逆散などの柴胡剤）を用いて多くの患者を治療し効果を上げている。

　筆者自身は，投与していた補心薬を減量したことによって出現した胃症状に対して，複数の胃薬で無効であったが，減量していた補心薬の服用量を元の量に戻すことによって，3日目には胃症状が消失したという経験がある（31頁参照）。これは，補心薬の減量によって心から脾への相生力が減少したこ

とによる胃症状出現と理解でき，このことがあってから五行説に興味をもつようになった．以後，色々な相生・相克・相乗・相侮の症例を経験してきた．

　五行説の考え方は，現代医学の臓器相関においてもある程度当てはまると考えている．なぜなら，五行の五臓には解剖学的肝臓・心臓・消化器系統（脾）・肺・腎臓が含まれているからである．五行理論が治療に応用できる由縁である．機能性消化器障害などは，ストレス（肝鬱）と消化器系との相関と考えられ，まさに五行でいう肝旺乗脾（木乗土）である．また，慢性腎障害と肺疾患との関連（肺腎相関）や心疾患との関連（心腎相関），さらに肝腎症候群や心肺相関（肺性心）などがある．そしてこれらと多臓器不全への進展の研究も進み，詳細が明らかになりつつある．これらを五行理論に当てはめると，治療のヒントが得られて非常に役に立つ．

　中国の古代の人びとは2～3千年以上前にこの臓器相関を経験的に理解し，臨床に応用していたのであるから，その慧眼には驚嘆させられる．本書では，五行理論の基礎，和田東郭門人筆記による『蕉窓雑話』にみる五行説の応用，日常臨床における五行理論の実際を自験例で解説し，最後にその応用の実際を症例で解説する．

【文献】
1) 池田友久著：馬王堆漢墓帛書五行篇研究．汲古書院，1993 年，88-90 頁
2) 池田友久著：馬王堆漢墓帛書五行篇研究．汲古書院，1993 年，10-13 頁
3) 朱宗元・趙青樹著，中村璋・中村敏子共訳：陰陽五行学説入門．谷口書店，2008 年，94-96 頁

第1章

五行理論の基礎

　五行理論は古代中国の哲学であり，取類比象[①]の方法を用いて，宇宙の森羅万象を「木・火・土・金・水」の5種の物質（五行）に分類し，その物理的・化学的特性を抽象化し，相互関係を考慮しながら徐々に理論的概念に変化させてきたものである。五行の各「行」は人の生活に必須なもので，長期にわたる時代を超えた古人の観察によって形成されたものであり，古人の臨床経験も大きく反映されている。五行は常に運動変化しており，後述するように，各「行」の間には相互依存（相生）・相互制約（相克），さらには病的な相克である相乗，反対方向に起こる相克である相侮（反克）関係が現れる[1)2)]。

　しかし，五行理論は，最初から臨床の検討によって作られたものではなく，政治的に利用されるなど，ある程度恣意的に作られているため，辻褄の合わない部分もある。また陰陽や，木・火・土・金・水など各「行」の概念が明確でない部分もあるが，かなりの部分は臨床経験にもとづいて改変が繰り返されたと推察され，実際，現代の臨床においても有益な部分が多い。筆者自身，急性疾患以外の慢性疾患にうまく利用すれば，治療に役立つことが多いという手応えを感じている。

　【注釈】①植物の花は上部にあるので頭部疾患に有効，枝は肢体・関節疾患に有効，動物の骨肉は人の同部位の病気に有効といった考え方。

1-1　五行と五臓の関係

　緒論で述べた通り，五行とは木・火・土・金・水の5種類の「行」からなるが，各「行」にはそれぞれ特性があり，さらに五臓が割り当てられ，木と肝，火と心，土と脾，金と肺，水と腎の組合せになっている。以下に述べる通り，各「行」（臓）間には，「相生」（相互資性）と「相克」（相互制約）の関係がある。（以

下，11頁 1-4 五臓の生理と病理を参照)

　ここで，五行・五臓・相生・相克・相乗・相侮について簡単に概説する[3)4)]。まず五行と五臓の特性について述べる。

● 五行の特性

五行は以下のように取類比象している。

- **木**：樹木のように屈曲・伸張し，上・外方へ条達・舒暢する特性がある。「木は曲直をいう」とされ，生長・昇・条達するという特性のある事物・事象を，木に帰属させる。
- **火**：炎熱のように上方へ向かう特性がある。「火は炎上をいう」とされ，温熱・昇騰で上向するという特性のある事物・事象を，火に帰属させる。
- **土**：大地のように万物の母としての特性がある。「土は万物を生ず」「土は稼穡（かしょく）（種まきと収穫）をいう」とされ，生化・承載・受納の特性のある事物・事象を，土に帰属させる。
- **金**：金属のように重く沈み粛殺（秋の気が草木を枯らすこと）する特性がある。「金は従革（あらたまること）をいう」とされるように，変革・革除の意味があり，粛降・変革・収斂（しゅうれん）の性質のある事物・事象を，金に帰属させる。
- **水**：水のように寒冷で下降・滋潤する特性がある。「水は潤下をいう」とされ，滋潤・寒冷・下向の特性のある事物・事象を，水に帰属させる。

● 五臓の特性

五臓は以下のように取類比象している。

- **肝**：疏泄を主り，条達・昇発し，草木が発育する春に似る。春は五行の「木」に属するので，肝は木に帰属させる。
- **心**：気血を推動し，血脈を主り全身を温め，炎熱で万物が生長する夏に似る。夏は「火」に属するので，心は火に帰属させる。
- **脾**：水穀を運化し，気血を生化する源である。万物が生長する長夏や，万物

表1-1 五行の分類表

五行	木	火	土	金	水
臓	肝	心	脾	肺	腎
腑	胆	小腸	胃	大腸	膀胱
五色	青	赤	黄	白	黒
五味	酸	苦	甘	辛	鹹
情志	怒	喜	思	悲	恐
五官	目	舌	口	鼻	耳
気候	風	暑	湿	燥	寒
季節	春	夏	長夏	秋	冬
組織	筋	脈	肉	皮毛	骨
方位	東	南	中	西	北

を育成する大地に似る。長夏は「土」に属するので，脾は土に帰属させる。

肺：粛降を主り，清粛で万物を収斂する秋に似る。秋は「金」に属するので，肺を金に帰属させる。

腎：精を蔵し，水を主り，水寒で万物を収蔵する冬に似る。冬は水に属するので，腎を水に帰属させる。

これらを自然界・人体に当てはめると**表1-1**のようになる。

1-2　五行の相生・相克・相乗・相侮

　五行は五臓に対応させることができるので，五行の相生・相克は，五行を医学に応用した五臓の関係にも当てはまる。つまり，「相生」（相互資性）と「相克」（相互制約）は肝（木）・心（火）・脾（土）・肺（金）・腎（水）の間の関係を示す。相生の順序は，肝（木）→心（火）→脾（土）→肺（金）→腎（水）→肝（木），相克の順序は肝（木）→脾（土）→腎（水）→心（火）→肺（金）→肝（木）である（**図1-1**）。

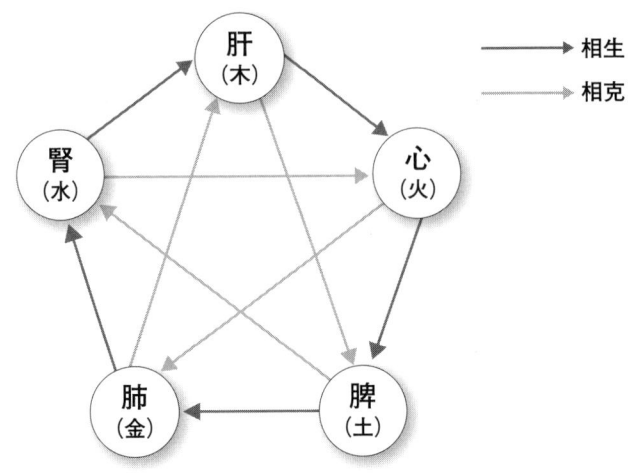

図 1-1　五行の相生と相克

　明代の『類経図翼』(張介賓)によると,「造化の機は,生なからざるべからず,また制なからざるべからず,生なくば則ち発育は由なく,制なくばすなわち亢じて害をなす」「生中に克あり」「克中に用あり」とも認識されており,自然界における物質の運動・変化には相互資性と相互制約の関係が存在し,統一体としての常態を維持する機能だと考えられている。また,清代の『四聖心源』(黄元御)五行生克篇には「相生相克作用は,気化作用を通じて生じるものであり質はかかわらない」と説明されている[5]。

● 相生

　以下,各臓間の相生について述べる。
　腎は精を,肝は血を収蔵し,腎精は肝血を生成できることから「腎は肝を生ず」となる。肝が血を収蔵・疏泄する能力は,心の血脈を主る機能を助けることから「肝は心を生ず」となる。心の陽熱は脾陽を温め,脾は運化を主り,心は脾の運化機能を助けることから「心は脾を生ず」となる。脾は水穀の精微を気血に生化し,肺に運搬して肺機能の発揮を助けることから「脾は肺を生ず」となる。腎は水を主り精を蔵し納気し,肺気が順調だと水の通路が通

じて（通調），腎が水を主る機能を助けることから「肺は腎を生ず」となる。このように相生は，各臓がその生理的常態を維持するために起こっている。

● 相克

以下，臓器間の相克について述べる。

肺気は粛降によって肝気の上逆と肝陽の亢進を抑制することから「肺は肝を克す」となる。肝気は条達し脾気の鬱滞を疏泄させることから「肝は脾を克す」となる。脾気の運化作用は腎が水を主る機能を調節して，水湿が氾濫するのを防ぐことから「脾は腎を克す」となる。腎水の滋潤作用は心火の亢進を抑制することから「腎は心を克す」となる。心の陽熱は肺気の過度な粛降機能を抑制でき，肺寒を防止することができることから「心は肺を克す」となる。このように相克は，各臓がその生理的常態を維持するために起こっている。

以上のように，五臓間の相生相克関係は，相克で抑制を受けても必ず相生も起こり，また相生を受けても必ず他臓から相克・抑制される関係にある。人体はこのような関係によって正常を維持できているのである。

【補足】五行の勝復調節

五行の調節機能には2つあり，1つは正常な状況下における相生相克，もう1つは異常な状況下における勝復調節である。勝復調節とは，五行において限度を超えた勝気（たとえば機能亢進）が生じると，抑制する復気が生じて五行システムのバランスを調節する機能のことである。『素問』至真要大論は，ある行の気が過度になることによって引き起こされる「自分が勝つ行」（自分が相克する行）に対する過度の抑制を「勝気」といっている。これが一度現れると，それに反するエネルギーがそれを抑圧することになる。これが「復気」である（勝復）。しかも勝気が重ければ復気も重く，勝気が軽ければ復気も軽いといっている。

このように五行の勝復調節の過程には，作用の勝気と反作用の復気とが含

まれ，両者は量的に対等である。

　ここで，火を例にあげてみる。たとえば火気が過度になると，「勝気（偏勝）は金に勝ちすぎ金気を過度に衰えさせる→金が木を制御できなくなる→木気が強くなりすぎる→土に激しく打ち勝つ→水が旺盛になると過度の火気を抑えるため正常化に向かう」という流れをたどる。逆に火気が不足すると，「最終的に水を制御→火気の抑制が制御され火気が回復する」ようになる（**図1-2**）。これは一種のフィードバックによる調節効果である[6]。

　つまり，五行のどこか1つに異常があっても，この関係が働いて異常が是正され，五行が平均化するように関係が修復されるのである。しかし，五行の中の一行に余り（過度）があり，それを克するはずの行に制約がないという異常状態が起きた場合，五行システムの協調関係は破壊され，盛んなものは益々盛んになり，衰えたものは益々衰えるという乱れた異常状態になり，『素問』六微旨大論にいう「害となれば則ち敗乱し，生化大いに病む」ということになる。また『四聖心源』五行生克篇では，「相生相克の作用は，気化作用を通じて生じるものであり，質はかかわらないと説明している[5)7)]。

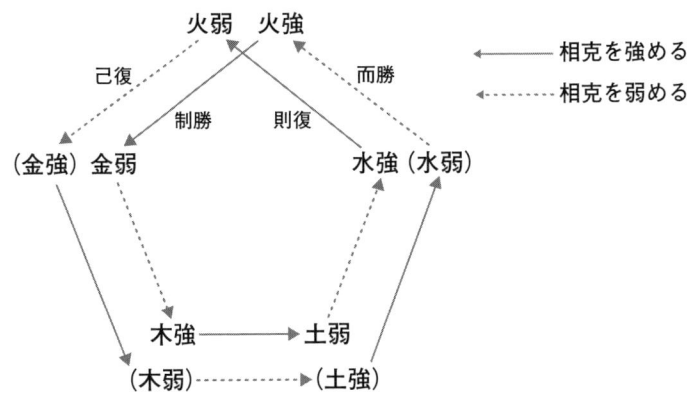

図 1-2　五行の勝復調節

● **相乗と相侮**

　正常を維持するための「相克」が過度になる病的相克現象を「相乗」という。以下の2つの場合が考えられる。

　①強くなりすぎた行が，それが克する行を過度に抑制して起こる相乗。
　②克される行が過度に衰弱し，克する側の行が相対的に強くなりすぎる相乗。

　また，逆に相克する側が弱くなりすぎたり，相克される側が強くなりすぎたりすると，相乗が反対方向におきる。これを相侮あるいは反克という。たとえば，本来「金が木を克す」のであるが，木が強くなりすぎると，木によって過度に克されて金が損傷を受けるようになる（木侮金・木火刑金）。これを五臓で言い換えると，本来「肺が肝を克す」関係であるが，肝が強くなりすぎると，逆に肝によって肺が克されて肺に病変が発生するようになる（肝旺侮肺・肝火犯肺）[3]。四川省成都の宋鷺冰は『中医病因病機学』において，「五臓の相生相克とは，人体の内臓間の関係を説明した概念であり，五行の相乗・相侮とは内臓間の相互影響・相互作用を解釈した病理概念である」と述べている。たとえば心気が旺盛になると，腎気が心を相克できなくなるのみならず，過剰となった心気（火）によって煮つめられ病的状態になる（心旺侮腎）。同時に，過剰となった心気が肺に相乗し肺に病変が生じる。このように，人体における疾病時には，相乗相侮は同時に出現することが多い（図1-3）。

1-3　五行理論にもとづく五臓のつながり

　中医学では，五臓の生理機能や病理現象を五行理論にもとづいて考えるが，五臓の機能活動はそれぞれ孤立したものではなく，相互に関連するものである。四川省成都の陳潮祖は『中医臨床のための病機と治法』（神戸中医学研究会訳編）のなかで，五臓は組織的にも機能的にも連係し一体であることを述べている。これは気・血・津液・精など基礎物質の生成・転化・輸布などの関係にもとづく[8]。すなわち，五臓は組織構造的に連係し一体であると考えているのである。なぜなら五臓は三焦膜腠（膜原①と腠理②）によって連なり一体となっているからである。『霊枢』本輸篇には，三焦は「これ孤腑なり」

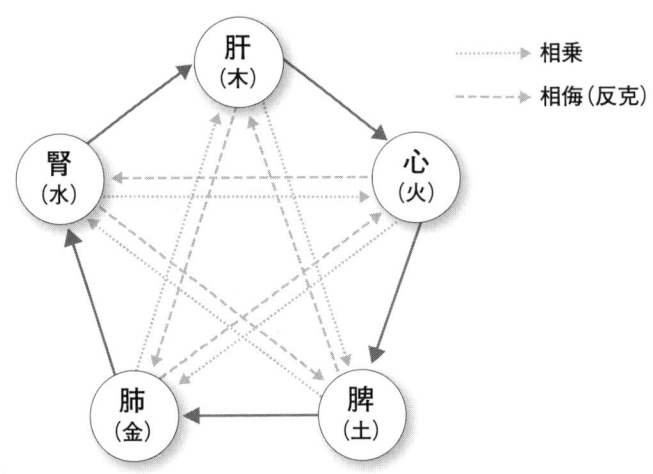

図 1-3　五行の相乗と相侮

「これ六腑の所と合するもの」とある。具体的には五臓は膜腠によってつながり一体化しているのである。言い換えると，五臓は膜（肝が主る）で構成された大小さまざまな無数の管（管道）によって連なっている。管道は，膜原，腠理，大小脈絡，筋膜腱束，系膜，各臓に属する気管・血管・胆管・腸管・精管・卵管・尿管などを構成する。膜原・腠理は体表に分布しており津・気が流通する。大小の脈絡では営血が運行し，筋膜腱束は全身を連係する。筋膜は五臓を連結一体化し，統一的な構造を形成する。系膜は五臓を連係する。これらの管道は中空で層状をなし，有層中空の組織は腠理である。これらの管道と間隙は，気血津精を摂納し輸泄する通路であり，廃物を排泄する孔道であるという。

　また五臓の機能は協調統一している。『素問』玉機真臓論は「五臓は相通じ，移はみな次あり」と述べ，五臓間は相通じて，各臓の機能活動は，本系統の緊密な配合とともに，五臓間の協同作用も必要であり，五臓が強調し合い制約し合うことによって，気・血・津液・精の摂納・生化・貯運・排泄がうまくいく。つまり，五臓はそれぞれ独特な機能を発揮しているが，実際には全体の需要に従っているため，1つの臓に機能失調が生じると他臓に影響が及び，ついには全身の機能に波及する。

【注釈】
①膜原：王冰によると胸膜と膈筋の間，呉有可によると半表半裏。
②腠理：1）皮膚・筋肉・臓腑の細かい綾（線や形の模様），2）皮膚と筋肉の交わる場所。膜外の組織間隙。

1-4　五臓の生理と病理

　五行理論を使って病態をとらえ，治療を考えるとき，その病態・症状が，五臓のどの臓に属するかを決めなければならない。そのため，各臓と関連する病態や症状について精通しておく必要がある。そこで，ここでは各臓の病態の弁証について概説する。なお臓腑弁証の詳細は成書に詳しく紹介されているので，そちらを参照していただきたい[9]。また，本書巻末の附表を参考にしながら読み進めると理解しやすい。ただし，表に記載されている症状は絶対的なものではなく，「主に出現する」という意味である。実際には色々な症状が絡み合うこともあるので，臨床症状の変化を注意深く観察すべきである。

1-4-1　肝胆の病証

　肝は，胆と経絡で相互につながっており，胆と表裏をなしている（胆経は厥陰肝経〈陰経〉とつながっている）。肝の機能は疏泄[①]と蔵血[②]である。巻末の**附表1-①**，**附表1-②**に示すように，疏泄失調から，肝気鬱結[③]，肝気逆[④]，肝火上炎[⑤]となり，肝心相生の関係によって心に影響を及ぼして心肝火旺[⑥]，肝火が肺に相侮して肺を害する肝火犯肺[⑦]，肝胆系の炎症である肝胆湿熱，寒邪が肝経に凝滞して冷え，両脇・下腹・外陰部が冷痛する寒滞肝脈，肝血が不足した肝血虚[⑧]，血虚が進んだ肝陰虚[⑨]，肝腎同源のために肝腎陰虚[⑩]，肝腎陰虚によって肝陰が肝陽を制御できずに起こる肝陽上亢[⑪]，さらに陰虚が進むと陽気の昇動が制御不能となり意識障害を伴う肝風内動[⑫]が起こる。また，蔵血の機能障害は不足である。肝陽・肝気は常に有余しており，肝陰・肝血は常に不足するのが特徴である[10,11]。

【注釈】
①疏泄：疏通と宣泄。すみずみまで機能をいきわたらせること。
②蔵血：1）肝が血を貯蔵し必要に応じて供給・消費すること。2）必要に応じて，自律神経作用による血管の収縮・弛緩によって体内の血流量を調整すること。
③肝気鬱結（以下，肝鬱）：多くは感情の抑うつや怒気によって起こる肝の疏泄機能失調。
④肝気逆：肝気が過度に鬱結して逆上する肝気上逆（めまい・頭痛・胸脇苦満・顔面発赤・吐血）と，横逆する肝気横逆（腹脹・腹痛・呑酸など）がある。
⑤肝火上炎（肝火旺・気鬱化火・肝火。以下，肝火）：肝鬱が長引くと「気の有余は便ちこれ火なり」であることから，火は炎上し，肝が機能亢進し，身体上部への上衝，熱象，衝逆（下から上へ突き上げる勢い）の症状が現れること。原因は，肝経に熱が内蔵される場合（陰虚熱など）と，肝陽（肝の機能活動。主に肝気の疏泄作用）が鬱滞して火になる場合がある。
⑥心肝火旺：肝と心は親子関係のため肝火が心に伝わり発生する。
⑦肝火犯肺（木火刑金・肝乗肺）：肝火が強すぎて，肺から克されるはずが，逆に肺を克す状態になり肺症状が出現する。
⑧肝血虚：肝血とは肝臓の蔵する血液を指す。肝陰と区別できない。臨床的には肝血の病症は常に失血と関連しており，肝血虚から肝陰虚が出現するとは限らない。多くは貧血・ノイローゼなどがみられる。
⑨肝陰虚：肝血虚の症候を呈した後，肝陰虚となり陰虚火旺による上焦の熱症状が出現する。
⑩肝腎陰虚（肝腎虧損）：肝と腎は生理学的に密接な関係をもつ。腎陰の不足は，肝陰の不足を招き，肝陰の不足も腎陰の欠損を招くため臨床では，肝と腎の陰虚症状は常に同時に出現する。
⑪肝陽上亢：129 頁の**附表 1-**①参照のこと。
⑫肝風内動：動揺・眩暈・抽搐の症状が出現するのを「肝風」という。外邪に因らないので内風という。病機は，肝は血を主る・筋を主る・目に開竅する・肝経脈は頭頂に上がり竅と連絡するという肝の機能失調と関係する。

● 肝胆の病証（虚証あるいは虚実挟雑）の考え方

ここでは，理解を容易にするために，巻末の**附表 1-**①を使って，肝血虚の症状が変化して各症状を呈するモデルについて考えてみる。

肝血虚を治療せずに長期間放置すると，血は陰であることから，徐々に肝陰虚の症状を呈して，表中の主症状にあるような熱症状を呈してくる。やがて，陰虚火旺が肝陽上亢へと移行して肝陽が制御不能となり逆上して，表中の肝陽上亢の主症状を示すようになる。また，肝陰虚のまま放置すると，肝腎同源であることから腎陰虚になる（肝腎陰虚）。さらに病状が進行すると，

やがて肝風（動揺・眩暈・抽搐の症状）が出現するが，肝陽上亢から進行するものを肝陽化風，実証で実熱亢進によるものを熱極生風といい，意識障害を伴って表に示すような症状を呈する。

また，意識障害がなく，肝腎陰虚によって筋脈を濡養できず，手指の蠕動・筋肉の引きつりなどがみられる陰虚動風，肝血虚の症候とともにふらつき・めまいを生じるものを血虚生風といい，症状はそれぞれ表に示すとおりである。

● 肝胆の病証（実証あるいは虚実挾雑）の考え方

臨床では肝が問題になることが非常に多い。そこで肝鬱から肝気逆，肝火上炎，心肝火旺，肝火犯肺に至る症状変化のモデル，ならびに肝胆湿熱，寒滞肝脈について考えてみる（附表1-②参照）。

人間が異常なストレスを受けて苦しんだ後，つまり感情の抑うつや怒気によって起こる肝の疏泄機能失調を肝気鬱結（肝鬱）という。これが高じると肝気逆が起こる。これは3つに分類される。①肝気が脾胃に影響する肝気横逆，②顔面発赤・めまい・頭痛など上部症状が出現する肝気上逆，③歯を食いしばる・意識消失・四肢の冷えなどが出現する肝気厥逆である。また，肝鬱が持続すると肝気逆以外に，易怒・頭痛・めまい・耳鳴り・突発性難聴など激しい上逆症状や熱証が現れる肝火上炎（肝火）が出現する。さらに続くと肝心相生ルートによって心に影響して心火が出現し，不眠・焦燥・動悸など心火の症状も出現する（心肝火旺）。このとき，同時に過剰となった肝熱が肺に影響（相侮）し，肝火犯肺となり，発作性咳嗽・呼吸困難など肺症状を合併する。また，肝胆に炎症が起こると，肝炎・胆嚢炎の症状が起こる肝胆湿熱になる。逆に，肝経脈が冷えると，経絡の通る外陰部・下腹部が冷えひきつる寒滞肝脈となる（典型例は，冷え症女性の月経開始後の冷え：肝腎同源で提示）。

なお，肝気横逆には胃に影響する肝胃不和と，脾に影響する肝脾不和がある。肝気犯脾は腹痛・下痢などがある。脾虚肝乗は，脾が弱いため肝が脾機能を過度に抑制（肝乗）して脾虚が悪化して起こる。補脾して肝乗を抑制するため，しばしば小建中湯が使用される。

1-4-2　心と小腸の病証

　心は胸中にあり，外を心包が包む。心は小腸と経絡でつながっており小腸と表裏をなしている。「心は血脈を主る[1]」「心は神を蔵す[2]」「心は舌に開竅する[3]」ことから，心の病変では心拍動に起因する循環障害や中枢神経系の異常がみられる。

　一方の小腸は「清濁の分別を主る[4]」ことから，主に水分の吸収に関与している。心火が小腸に下注したり，心の火熱を小腸経由で下泄すると，尿意頻拍・排尿痛・血尿など膀胱炎類似症状が出現することがある（心熱下注小腸[5]）。

　以下，巻末の**附表2**を使って説明する。

　心気虚[6]・心陽虚[7]は心の陽気が不足した病態で，一般的な気虚・陽虚の症候と同時に，循環障害・心拍動異常・中枢神経興奮性低下などが出現したり，循環障害に伴って血瘀・痰飲が生じることがある。

　心気・心血は全身の気血の一部であり，心が生理活動を行ううえでの物質的基礎である。心気が旺盛で心血が充足していれば順調に心のポンプ作用が発揮される。

　心陽とは心拍動が強く順調に気血を運行させる機能を意味し，心陰とは心臓の陰液であり営血成分である。心血は腎陰・肺陰とも密接に関連する。

　心陰虚では心煩・怔忡（ひどい心悸亢進）・不眠・微熱・盗汗などが出現する。

　このように陰陽のバランスが崩れると，**附表2**に示すように心気虚，心陽虚，心肺気虚[8]，心腎陽虚[9]，心血虚[10]，心陰虚[11]，心脾両虚[12]，心腎陰虚[13]，心火上炎[14]，心熱下注小腸（心熱が小腸に流れる），心腎不交[15]，胸痹[16]，痰迷心竅[17]，痰火擾心[18]が出現する。

【注釈】
①心は血脈を主る：全身の血脈が心に属することをいっている。心が血脈の調整をしていること。
②心は神を蔵す：神とは精神意識・思惟活動を意味する。解剖学的には大脳の機能に相当するが，中医学では心との関連が密接であると認識している。心の機能が正常で気血が充実していれば意識は清明で，外部刺激にすばやく反応し，思考は充実している。病変が生じると，焦燥感（心煩）・驚きやすい・浅眠・多夢などが出現し，重篤になると昏睡・昏迷・譫妄・狂躁などが出現する。

③舌に開竅する：「舌は心の苗」ともいう。心の変化が舌によく反映されること。
④清濁の分別を主る：小腸で有用な物（清）と無用な物（濁）を分ける働きのこと。
⑤心熱下注小腸：心経と小腸経は連結しており表裏をなす。心経の熱が小腸に移ると血尿など膀胱炎症状を呈する（小腸が熱を受けて清濁の分別を主る機能に異常を来すため）
⑥心気虚：心気とは主に心血管系統のいくつかの機能・活動・循環の働きを指す。その心気が不足して心機能が衰退し，血液の運行が低下すること。主に心悸（心拍動亢進）・息切れ・不安感・発汗しやすい・細脈・動くと症状が悪化・舌質淡胖・脈結代が現れる。
⑦心陽虚：心陽とは主に心臓の陽熱作用の働きを指す。血脈を温煦し，陰寒の病邪からの防御作用があるため，心陽が盛んであれば陰寒邪は心臓を容易に犯せず，血行は滑らかで，心気は充足し，心の正常機能が維持される。すでに心気虚があって，心機能が衰退し，熱エネルギーの減少・温煦作用の減少・心機能の低下・虚寒（形寒・四肢の冷え）兆候の出現・時に冷汗・暗～青紫顔色・舌質淡・胖大または青紫・脈微細弱または結代（心気虚症状＋寒証）が現れる。
⑧心肺気虚：心気虚と肺気虚の症候（咳嗽・呼吸困難）が同時に存在する。心または肺が原因となって発生する。気管支拡張症等（心肺相克ルートを通じて関連が強い）。
⑨心腎陽虚：心陽虚と腎陽虚の症候が同時にみられ，心・腎いずれかの陽虚が原因となり他方へ波及する。心不全に相当する。
⑩心血虚：心血とは人体の血液循環の主要内容物で，全身各組織に営養を与え，精神活動のための物質的基礎を提供する。心血虚は単純な心血虚損（不足）であり，心神に栄養を供給できなくなり心神不安となる。めまい・動悸・健忘・不眠・多夢・顔色蒼白・舌質偏淡・脈細弱無力が現れる。
⑪心陰虚：心陰とは心臓の陰液（営血組成部分）のことで，心血と密接な関連があり，肺陰・腎陰などの増減と関連する。心の陰血が虚損すると，陽を制御することができなくなり，虚陽が興奮して虚熱症状を伴うようになる。めまい・動悸・不眠・盗汗・のぼせ・焦燥感・五心煩熱などの熱証を伴う。舌質紅・脈細数。
⑫心脾両虚：心血虚と脾気虚の症候が同時にみられる。たとえば，心血虚の症状＋疲れやすい・息切れ・食欲不振など脾虚の症状がある。貧血症・血小板減少性紫斑病・不正性器出血などがみられる。舌質淡白・舌苔白・脈は細弱（心脾相生ルートを通じる）。
⑬心腎陰虚：心陰虚と腎陰虚の症候が同時にみられ，心・腎いずれかの陰虚が原因になり，他方に波及する。
⑭心火上炎（心火旺）：虚証もあるが大部分が実証である。熱が心神を犯すと，不眠・多夢・焦燥・精神異常，心火が心経絡を通り舌を犯すと口内炎・時に舌瘡（時に出血を伴う舌糜爛）（心経は舌を通る）。肝火旺を伴うと心肝火旺になる。脈数。
⑮心腎不交：本来，心は上焦にあり火に属する。腎は下焦にあり水に属する。心中の陽は下降して腎に至り，腎陽を温め養うことができ，腎中の陰は上昇し

て心に至り，心陰を滋養することができる。正常な状況下では，心火と腎水は互いに昇降・協調し，相互に往来して，動態の平衡を保つ。これを心腎相交という。ところが，心陽と腎陰の生理関係が常態を失すると，腎陰不足と心火上炎が生じて腎陰と心火が協調関係を失う。これを心腎不交という。たとえば心腎いずれかの陰虚が他方に及んで起こる心腎陰虚である心腎不交では，心陰虚の症状（心煩・不眠・多夢など）＋耳鳴り・腰膝がだるい・夢精など腎陰虚の症状が出現する。舌質は絳紅で乾燥・無苔・脈は細数。これ以外でも心腎の動態の平衡が崩れたら心腎不交である。

⑯胸痺（心痺）：心筋梗塞時の心臓部の鈍痛・苦悶感，突然の狭心痛・顔面チアノーゼ・冷汗を示す状態。舌質暗紫，脈微細あるいは渋あるいは結代。

⑰痰迷心竅（痰阻心竅）：痰とは肺・脾・腎などによる水液代謝失調によって体内に停滞発生した病理産物のことで，肺の痰証では咳嗽・多痰，胃の痰証では悪心・嘔吐，心竅を塞ぐと意識障害が現れる。心竅とは心の穴の意味で，主として脳の存在している空間を指す。つまり痰迷心竅とは痰が脳機能を塞ぐことで，意識混濁・情緒の異常・咽に痰の音・運動麻痺・舌質胖大・舌苔白膩・滑脈が現れる。

⑱痰火擾心：痰火とは無形の火と有形の痰が凝結し，内部で鬱して化熱した痰のことで，痰火が上昇して心神を乱し，精神錯乱を起こすことをいう。統合失調症・狂躁状態。頭痛・不眠・焦燥・口渇・目の充血などが現れる。舌質淡紅胖大・舌苔白膩，脈は滑。

1-4-3　脾胃の病証

　胃・大腸・小腸が消化器系の主要臓腑であるが，特に脾胃が主体である。脾と胃は互いに経絡でつながっており，表裏をなしている。小腸は心に，大腸は肺と経絡でつながっている。

　脾胃の生理機能をまとめると，「水穀の受納・腐熟」「精微の運化・糟粕(そうはく)の伝化」であるため，臨床的には消化・吸収・輸布・排泄の機能異常として現れる。また，脾は統血[①]し，肌肉四肢を主り，口に開竅する。つまり，脾は運化し，昇を主り[②]，胃は受納し，降を主っている[③]。脾は燥を好んで湿を憎み，胃は潤を好んで燥を憎む[④]。「清濁を泌別する」[⑤]小腸の機能と，「糟粕を伝化する」大腸の機能は消化機能の一部で，脾胃はともに関連する。

　附表3-①に示すように，脾胃の病証には，虚証では，脾気虚[⑥]・脾胃気虚[⑦]・脾陽虚[⑧]・脾胃陽虚[⑨]・脾腎陽虚[⑩]・中気下陥[⑪]・脾陰虚[⑫]・脾不統血[⑬]・胃陽不足[⑭]（胃気虚・胃陽虚＝胃虚寒・胃陰虚[⑮]）などがあり，**附表3-**②に示すように，実証あるいは虚実挟雑では，寒湿困脾[⑯]・湿熱阻滞脾胃[⑰]・胃寒（寒痛）[⑱]・

胃熱（胃火）[19]・食滞胃脘[20]（傷食・腸胃積滞・脾虚挟食）・胃気上逆[21]（胃寒・胃熱・暑湿・気滞・食滞・痰）・陽虚滑脱[22]・腸燥便秘[23]などがある。

【注釈】
①統血：血管から血液が漏れ出して出血させない脾のはたらき。
②脾は運化し，昇を主る：消化吸収した栄養分を肺にまで持ち上げる能力は脾気によって決まる。脾気が強いと栄養分が正常に肺に運ばれる。
③胃は受納し，降を主る：胃に入った食べものは下方へ送られるのが正常な状態である。
④脾は燥を好んで湿を憎み，胃は潤を好んで燥を憎む：湿邪は脾を犯し機能障害（湿困脾土：軟便・胃部膨満感）を起こしやすく，熱邪は胃を犯し胃津を灼傷しやすく，嘔吐後に燥証が出現したものに潤燥養胃の薬が効く状態。
⑤清濁を泌別する：胃の消化後の飲食物をさらに消化し，養分を吸収後，滓のような分解物を大腸へ送り込むこと（中の水分は再吸収され，膀胱に滲入）。
⑥脾気虚：脾気とは脾の消化吸収機能のことで，脾の昇を主る機能，血液を統括する機能も含む。脾気虚になると，出血傾向や脾気の機能低下に伴う症状が現れ，下痢・泥状便・腹部不快感・出血傾向・顔色淡白・疲労感・無力感がみられる。
⑦脾胃気虚：脾気虚の症候＋食欲不振・小食・悪心嘔吐がみられる。
⑧脾陽虚：脾陽とは脾の運化機能および運化過程中に生じる熱エネルギーのことで，命門の火（腎陽）の温煦に助けられて効果を発揮する。したがって脾陽虚とは脾胃が虚寒（正気が不足して寒邪が存在する症候）状態になることであり，温めると腹痛が軽減・不消化下痢・顔色淡白・疲労感・無力感などがみられる。
⑨脾胃陽虚：脾陽虚の症候＋食欲不振・小食・悪心嘔吐がみられる。
⑩脾腎陽虚：相克ルートを通じて脾・腎いずれかの陽虚が他方に伝わる。たとえば，脾陽虚の症候に腎陽虚の症候（膝腰がだるく無力・インポテンツ・耳鳴りなど）を伴ったりする。
⑪中気下陥：脾気の固摂（臓器の位置の固定や，血液を脈管外に漏らさないこと）作用の低下によって臓器が下垂すること。脈沈弱がみられる。
⑫脾陰虚（脾気陰両虚）：脾気虚の症候＋口の乾き・唇の乾燥・手足のほてり・舌質偏紅・脈細数無力などがみられる。
⑬脾不統血：脾気虚・脾陽虚などで血液を固摂できないことで，月経過多・子宮出血・血便・鼻血・皮下出血など出血傾向を示し，顔色萎黄・無力感・息切れ・脈濡細などがみられる。
⑭胃陽不足：胃の機能不足のこと。または胃陽虚で胃陰ができないことがある。
⑮胃陰虚：胃陽不足の項を参照。
⑯寒湿困脾：寒と湿の結合した病邪が脾の働きを損なうこと。悪心嘔吐・体が重だるいといった症状がみられる。
⑰湿熱阻滞脾胃：湿熱の邪が脾胃に入り機能失調を起こすこと。悪心嘔吐などがみられる。
⑱胃寒（寒痛）：胃陽虚。胃に寒邪を受けたり，生ものや冷えたものの過食で胃中

が冷え，疼痛が起こる。胃脘部の膨満疼痛・嘔吐・下痢・上腹部の冷感などがみられる。
⑲胃熱（胃火）：もともと胃陽が盛んであるところに，ストレスによる鬱火，熱邪が裏に入る。辛いものや油っこいものの過食によって胃中で化熱して生じる。胃経の通る歯の痛み・歯齦腫痛などがある。
⑳食滞胃（脘）（胃中停食）：飲食の不摂生による消化不良症。軽度を傷食，やや重いものを胃腸積滞，脾虚のため普通の食事でも食滞の発生するものを脾虚挟食という。
㉑胃気上逆：降濁を主る胃の機能異常。一般に胃寒・胃熱・暑湿・気滞・食滞・痰濁などで，胃の下降作用が障害されて気機逆上を来すこと。
㉒陽虚滑脱：陽虚で腸が冷えて長期にわたり頻繁に下痢・便失禁・排便後脱肛が起こること。
㉓腸燥便秘（大腸燥結）：陰虚燥結では血虚・陰虚で腸液分泌が不足して習慣性便秘となる。老人・産後・病後などでみられ，舌質偏紅・舌苔乾燥・脈細無力が現れる。

1-4-4 肺と大腸の病証

肺は大腸と経絡でつながっており，大腸と表裏をなしている。鼻は竅である①。臓腑のなかで最高位に位置しており「華蓋」といわれる。肺の機能は「宣散②と粛降③」であり，気を主り，呼吸を主る。作用は「百脈を朝め④，水道を通調⑤し皮毛に精を輸し，全身の衛表⑥を主る。肺は呼吸器系，水液の調節・気血の運行・皮膚湊理の防御作用とも関係がある。

宣散粛降の障害は，肺失宣粛（肺気不宣⑦・肺失粛降⑧）といい実証に属する（附表4）。実証の肺失宣粛は，風寒束表⑨・寒邪犯肺⑩・風熱犯肺⑪・熱邪犯肺⑫・肺癰⑬・燥邪犯肺（温燥・涼燥）⑭・痰飲伏肺⑮・風水相搏⑯に分類される。虚証あるいは虚実挟雑には，肺気虚⑰・肺脾気虚⑱・肺陰虚⑲・肺気陰両虚⑳・肺腎陰虚㉑がある。大腸の病証としては，陽虚滑脱（大腸虚寒）㉒・大腸湿熱㉓・腸燥便秘㉔がある。臨床では呼吸器系疾患の大多数や，一部の水液代謝や血液循環病変（浮腫・排尿異常など）・外感表証，皮膚病も時に肺病変として治療する。

【注釈】
①鼻は（肺の）竅である：肺は鼻に開竅する。肺は呼吸を主り，鼻は肺の通路であること。

②宣散：外方に向かって機能を推し進めることで，水液を全身に散布し，特に皮膚に散布して汗孔から排泄したり，血管内外の浸透圧を調整して体液バランスを維持すること。呼気もこれにあたる。
③粛降：下方に向かって機能を推し進めることで，気道平滑筋や呼吸筋を調節して，呼吸機能を順調に行わせること。吸気もこれにあたる。
④（肺は）百脈を朝める：全身の血液をいったん肺に集めること。
⑤水道を通調する：肺の宣散・粛降による体液調節のこと。体液調節全般を表す「三焦気化」のうちの上焦に相当する。不要な体液は排尿する。最終的に衛表する。
⑥衛表：身体の浅表部を邪から守ること。
⑦肺気不宣：肺は呼吸を主り，鼻に開孔し，外は皮毛に合する（皮毛は肺の精気によって生じ，養われる）。不宣とは肺の機能がゆきわたらないこと。
⑧肺失粛降：肺の粛降機能が失われること。気息上逆，あえぎ・咳が出る。
⑨風寒束表：風寒外邪による肺気障害の表証がみられること。主に鼻閉・くしゃみ・水洟・咳嗽・透明な痰を吐く・頭痛・悪寒・微熱，浮脈・白舌苔。
⑩寒邪犯肺：寒邪によって肺の宣粛機能に障害がみられること。
⑪風熱犯肺：肺が風熱邪を感受した表証がある病機。肺気失宣粛。
⑫熱邪犯肺：肺が熱邪を感受した表証がない病機。肺気失宣粛。
⑬肺癰：風熱邪が肺に滞り，蘊結して発生する。邪が痰と結合し膿瘍を形成，膿血唾液を吐出。舌苔黄・滑数脈・咳嗽・微悪寒・発熱・咽痛・頭痛。
⑭燥邪犯肺：燥邪が肺を犯して発生する。1) 温燥は秋の熱のある燥気（秋燥）を感受して発病する。夏の余熱が残っている初秋に多い。2) 涼燥は寒冷の始まる晩秋に多い。内燥と外燥があり，内燥は内臓の津液が損耗して発生する。外燥は外感燥気で発生する。
⑮痰飲伏肺：痰飲が肺を塞いで咳嗽が発生する病理。稀薄多量痰・さむけ。
⑯風水相搏：風邪によって肺の宣散粛降が阻害され，水道を通調する機能が障害され，水湿停滞・浮腫を生じた病態。感染後の全身浮腫など。脾腎陽虚による浮腫を「陰水」，これを「陽水」という。
⑰肺気虚：呼吸器系の機能低下。声が低く弱々しい，息切れ，咳嗽・呼吸困難などがある。皮毛を主る機能が低下した衛気虚調侯も出現し，易発汗・風を嫌う。また水道を通調する（水代謝調節）機能低下で多痰などが現れる。
⑱肺脾気虚：一般に脾気虚で肺気虚を引き起こすことが多い。どちらかの虚が他方の虚を引き起こす病態。
⑲肺陰虚：慢性病による栄養障害・炎症による傷津・乾燥環境などで出現する。胃陰が欠如して燥火病変が出現すること。乾咳・少痰・潮熱・盗汗・五心煩熱（手足の裏と胸中心が熱い）・咽喉乾燥，虚火が絡脈を傷害すると血痰となる。
⑳肺気陰両虚：肺気虚と肺陰虚証が混在した病態。陰陽互根で陽気と陰液は相互に依存するため本証は慢性化を呈する。
㉑肺腎陰虚：肺陰虚の症候に，腎陰虚の腰膝がだるく無力・手足のほてり・夢精などの症候を伴う。腎陰虚から波及することが多い。
㉒陽虚滑脱（大腸虚寒）：大腸の陽虚で固摂できない病態。腸管の循環不良に伴う吸

1-4 五臓の生理と病理　19

収障害や筋緊張低下による症候。
㉓大腸湿熱：湿熱邪（赤痢・疫痢など）によって大腸の糟粕の伝化を主る機能が障害された病態。細菌性の腸管炎症に該当する。下腹部痛・裏急後重・膿粘血便が混じる・悪臭便が現れる。
㉔腸燥便秘：主に脱水に伴う便秘。原因には実熱と陰虚がある。1）実熱燥結は，熱邪によって傷津され糞便が固結した便秘で，炎症性や肝鬱火化に伴う異化亢進などによるものもある。2）陰虚燥結（腸液虧耗）は，体液不足による腸粘液の分泌不足・水分の過剰吸収で，大腸の伝導失調が起こり，糞便が枯燥して便秘する。習慣性便秘など。

1-4-5　腎と膀胱の病証

　腎は膀胱とつながっており，膀胱と表裏をなしている。耳と二陰に開竅①し，その華は髪にある。機能は「精気を蔵す②」「水液を主る③」「骨を主り髄を生ず④」である。

　腎の生理機能は泌尿・生殖・内分泌・脳の部分的機能などを包括している。腎精は成長・発育・生殖と他臓腑の生理的活動を維持するための物質的基礎であり，腎陰⑤・腎陽⑥は五臓すべてに陰・陽を与え「先天の本」と称される。他臓の陰陽虚衰も腎に影響するため，「久病は腎に及ぶ」という。膀胱の機能は尿の貯留と排尿であるが，尿閉・尿失禁・遺尿は腎陽気化機能に関連しているため腎の病証とされる。

　腎の陰陽を調整するときは腎の陰陽互根にも留意すべきである。腎陽は脾陽と関係が強く（脾腎陽虚），腎陰は肝陰と関係が強い（肝腎同源・肝腎陰虚）。病理は腎陰虚⑦・肝腎陰虚⑧・心腎陰虚⑨・肺腎陰虚⑩・腎陽虚⑪・脾腎陽虚⑫・腎不納気⑬・心腎陽虚⑭・陽虚水氾⑮・腎精不足⑯・腎気不固⑰・膀胱湿熱⑱がある。巻末の**附表** 5 を参照されたい。

【注釈】
①耳と二陰に開竅：腎経絡が耳と前陰・後陰を通過すること。
②精気を蔵す：精は生命の基本的物質。1）水穀の精気を蔵すること。生命を維持し組織器官を滋養し，体の成長発育を促進する基本物質。2）腎自体の精を蔵すること。男女性交の精気。
③水液を主る：腎は体内の水液のバランスを，主に腎の「開」（水液の輸出と排泄）と，「闔」（一定量の水液を体内に滞留させること）によって調節する。
④骨を主り髄を生ず：腎は精を蔵し，精は髄を生じ，髄は骨を養うため，骨の生長・

発育・修復などは腎の精気による滋養と推動にもとづく。
⑤腎陰:「元陰」「真陰」「腎水」「真水」などの名称がある。腎臓の陰液（腎精も含む）を指し，腎陽の機能活動の物質的基礎である。
⑥腎陽:「元陽」「真陽」「真火」「命門之火」「先天の火」などの名称がある。腎陽は命門（『難経』三十六難では，二葉の腎の左側を「腎」，右側を「命門」としている。腎は陰を主り，水に属し，命門は陽を主り，火に属する。それゆえ，腎は「水火之臓」とも呼ばれる。通常いわれる真陰は，腎水を指している。真陽は腎陽を意味し「命門之火」とも称し，先天の真火である。これは腎臓の生理機能の動力であり，人体の熱エネルギーの源泉ともいえる。腎の蔵する精（先天＋後天）は命門の火を温養するのに必要であり，かつ体内各部の組織器官を滋養し，子孫繁殖の作用を発揮する。
⑦腎陰虚：腎水不足のこと。腎精の過度の消耗損傷によって起こる。腎精不足の症候以外に，体の熱感・のぼせ・手足裏のほてり・口咽の乾き・盗汗・濃縮尿・舌質紅〜絳で乾燥，舌苔は少苔または無苔，脈細数または浮数無力。
⑧肝腎陰虚：肝と腎は生理上密接な関係を持っている（肝腎同源）。腎陰の不足は必然的に肝陰の不足を招き，肝陰の不足も腎陰の欠損を招く。そのため，臨床においては肝腎陰虚の症状（めまい・頭痛・耳鳴り・足腰の無力・五心煩熱など）は常に同時に出現する。
⑨心腎陰虚：心陰虚と腎陰虚が同時にみられる病態で，心腎いずれかの陰虚が原因となり，相克ルートを通じて他方に及ぶ。
⑩肺腎陰虚：肺と大腸の項参照。
⑪腎陽虚：腎は体全体の陽気を主り，虚衰すると体全体の陽気も虚する。そのため一般に，虚弱は「腎陽虚」といい，命門之火の不足で引き起こされる。腎精不足の症状以外に，顔色が白い・さむがる・四肢の冷え・多尿・頻尿・腰がだるいといった腎気不固の症状が出現する。舌質淡胖大・舌苔白，沈遅無力脈。
⑫脾腎陽虚：脾陽の温煦作用の低下は腎陽の不足であることが多く，たいてい脾腎陽虚の病態を呈する。
⑬腎不納気：肺は呼吸を主るが，腎には肺気を摂取する（納気）作用がある。臨床では，久しく喘息を患うと，特に老人の腎虚患者の多くには納気困難がみられ，吐気が多く吸気が少なくなる（息が吸い込みくい）。これが喘ぎの特徴である。これを腎不納気という。これには腎精不足・腎陰陽両虚などの症候もある。
⑭心腎陽虚：心不全でみられる。心陽虚と腎陽虚の症候が同時にみられる。心・腎いずれかの陽虚が原因となり他方に波及する。心陽虚の症状の他に，さむけ・四肢の冷えが顕著となり，浮腫・尿量減少・白滑苔を伴い，循環障害（血瘀）症候も顕著となる。
⑮陽（腎）虚水氾：腎陽虚によって水を主ることができなくなり，膀胱気化できなくなり排尿量の減少，脾の運化に影響して水液氾濫を起こし，水腫が出現する病理。腎陽虚の症状と，全身特に下半身に浮腫が出現する。ひどいものでは腹水・肺水腫を生じる。舌質淡胖大・舌苔白滑，脈沈遅渋。
⑯腎精不足（腎虚）：腎臓の精気が不足する病変。めまい・耳鳴り・脱毛・歯の動揺・

知能減退・健忘・腰膝がだるく無力・性機能減退。小児では泉門閉鎖遅延・首がすわらない・発育遅延。女性では無月経・不妊など。
⑰腎気不固（下元不固）：腎気が虚して精を蔵することができなくなった病証のこと。遺精・滑精・早漏・夜間頻尿・尿失禁などが顕著となる。
⑱膀胱湿熱：湿熱（多くは炎症）が下焦の膀胱に溜まる病変のこと。主に頻尿・尿意頻拍・排尿痛・排尿困難・残尿感・尿の混濁などが現れる。時に血尿・結石がある。舌質紅・舌苔黄・脈数。

1-5　五行にもとづく臓腑病変の伝変

臓腑の病変が互いに影響することを「伝変」という。伝変には五行相生を応用した母子関係と，五行相克を応用した乗侮関係によるものがある[8]。

● 相生（母子関係）による伝変と治療

相生関係による伝変では，①「母の病が子に及ぶ」，②「子の病が母に及ぶ」（子盗母気・子病犯母）がある。たとえば，①は先に腎陰虚による病態（腰膝脱力・痛み・耳鳴り・夢精・健忘など）があり，次に肝陰虚・肝陽上亢の病態（不眠・いらだち・易怒など）を伴ってくるものである。しかし，伝変と同時に母からの相生，つまり助ける関係もあるため，病状は好転しやすい。治療は疏肝補腎（補母）である。

②は子臓の長引く病変で母臓も衰えるものである。たとえば，食欲不振が続いている慢性咳嗽の人に補脾薬を投与しても食欲不振が治らないとき，麦門冬湯で咳が治るとともに食欲不振も治癒するなどである。これなど，肺陰気虚によって起こってきた母臓である脾の虚，つまり食欲不振が，子臓の肺を治療することによって母臓の脾虚が治癒した例である。その他に，金水相生・滋水涵木・補火制土などがある。また，肝（母）の病が実証（肝火上炎）で引き起こされた心（子）火の症状（不眠・多夢など）の治療は，心を瀉すことによって肝火を瀉す（瀉子などがある）。

現代医学的にも前述した肝腎症候群などは肝硬変患者が腎障害を合併してくる②に相当するものが多い。また，慢性閉塞性肺疾患（COPD）に合併する骨疽粗鬆症などは①に相当する。

● 相乗・相侮関係の伝変と治療

　相乗・相侮は急性病には当てはまらないが，慢性疾患では，五臓が密接な関係にあることを示す。「五臓に病あればすなわち各その勝るところ（相克相手の臓）に伝わる」とは，五臓に相互関連があるのみならず，ある臓に病変が生じると「その勝るところに伝変して両臓同病を来す」ことを説明している。

① **相乗関係の伝変**：肝鬱・気滞から肝気横逆が起こり，脾に影響が及ぶ。たとえば，肝鬱気滞による煩燥・易怒・脇痛が続くうちに，肝気犯脾の症状である呑酸・悪心・腹部膨満などが起きるのは，肝（木）旺乗脾（土）である。治療は強者を押さえる疏肝と，弱者を助ける補脾である。現代医学的には脳腸相関などにあたる。

② **相侮関係の伝変**：肝乗脾の症状が続くうちに咳・喀血が出現するのは，肝（木）侮肺（金）（木火刑金）である。肺には負けるはずの肝病変が先に発生し，肺病変が後になるので症状は軽いことが多い。治療は相侮されている肺を補い，強者を抑える疏肝を行う。臓器が虚していれば，伝変が起こりやすく，虚していなければ起こりにくい。現代医学的には心不全患者に高率に慢性腎疾患の罹患が合併するのも，心から腎への相侮伝変といえる。**(附表5参照)**。詳細は第3章の症例検討で述べる。

【文献】

1) 神戸中医学研究会編著：中医学入門（第2版）．医歯薬出版株式会社，1999年，61-62頁
2) 上海中医学院編・神戸中医学研究会訳：中医学基礎［改訂］．燎原書店，1988年，125-136頁
3) 宋鷺氷主篇・柴﨑瑛子訳：中医病因病機学．東洋学術出版社，1998年，44-49頁
4) 神戸中医学研究会編著：中医学入門（第2版）．医歯薬出版株式会社，1999年，61-65頁
5) 宋鷺氷主篇・柴﨑瑛子訳：中医病因病機学．東洋学術出版社，1998年，46-47頁
6) 劉燕池ほか・浅川要監訳：［詳解］中医基礎理論．東洋学術出版社，1999年，43-46頁
7) 劉燕池ほか・浅川要監訳：［詳解］中医基礎理論．東洋学術出版社，1999年，45-47頁
8) 陳潮祖著・神戸中医学研究会訳編：中医臨床のための病機と治法．医歯薬出版株

式会社，1991 年，334-336 頁
9) 衷中会編著：臓腑経絡・三焦の弁証と処方．たにぐち書店，2011 年
10) 神戸中医学研究会編著：中医学入門（第 2 版）．医歯薬出版株式会社，1999 年，195-208 頁
11) 上海中医学院編・神戸中医学研究会訳：中医学基礎［改訂］．燎原書店，1988 年，242-249 頁

第2章

『蕉窓雑話』にみる五行理論

　和田東郭(わだとうかく)(1744〜1803)は，祖父の代から続く医家に育ち，本草家で『傷寒論』を重視する戸田旭山(とだきょくざん)(1696〜1769)の門に入った。26歳で古方の大家，吉益東洞(よしますとうどう)(1702〜1773)の門人となったが，東洞に対する批判もあった。東郭は「一切の疾病の治療は，古方を主として，その足らざるを後世方等を以て補うべし」と主張し，折衷派の泰斗として高い評価を得た。治療は中庸を得て，大いに世に受け入れられ，56歳で医人として最高位の法眼(ほうげん)に処せられ，60歳で死去した。著作を好まなかったため，門人が口述筆記により『導水瑣言』[1]『蕉窓雑話』[2]『蕉窓方意解』[1]などを記した。東郭は腹証を重視し，灸を併用し，五行理論を重視しながらも『傷寒論』を基本とした。

　和田東郭は『蕉窓雑話』のなかで五行理論に対して以下のように述べている。

　「『内経』の五臓の説なども，古聖人の仕事か後人の作為か否かは不明だが，古聖人の考えから生まれたものであり，自身の実体験からきたものだろう。五臓が五志を有するのも納得できる。学者が多い宋元の大家は聖賢の主旨にもとづいており賞賛に値するが，なかに，枝葉を付け過ぎて本来の主旨から外れたことを言う者たちがいる。五行の考えは政治関連で生まれたもので，易の五行の立法書『洪範』なども参考にすべきである。古聖人の考えは自然に法っており，人身も天地と同一の気を共有し，人は小宇宙とも考える。人の体に当てはめて相生相克をひと通り理解するのはよいが，後の人が色々と枝葉を付け足すのはいけない」。

　東郭は，特にストレス関連疾患を肝鬱として五行理論を応用した。たとえば四逆散関連の処方で疏肝解鬱し，難治性疾患の数々の著効例を提示している。本章では『蕉窓雑話』の症例を参考に，五行理論の臨床応用の解説を試みる。

　以下，『蕉窓雑話』中の症例を引用する。P番号は近世漢方医学書集成15『蕉窓雑話』和田東郭（名著出版・昭和60年11月　第三刷）のものである。筆

者注記は（ ）で記載。

> 注：『蕉窓雑話』の全文意訳は下記HPに掲載しているので参考にしていただければ幸甚である。「土方医院通信」http://home.att.ne.jp/banana/hijikata

2-1 症例

症例1

ストレス性腹証慢性化で起きた歩行困難に，標治（腹裏こりつけ）に大黄附子湯，本治（肝鬱血瘀）に四逆散加減法で治癒した症例（p88-8行～89-8行）

一男子歳二五歳，四年来右膝が少し腫れて，歩行が困難で，その状態はやや鶴膝風（かくしつふう）に似ている。腹を見ると，右臍下は，拘攣が甚だしくこれを押さえると右足に牽引痛を起こす。また右膝の腫れているところも，左膝に比べると，別に新たに筋肉を貼りつけたように（異様に）なっている。この長引く病をかかえて，その人性格は甚だ急迫している。初め大黄附子湯加甘草湯を用い，後に四逆散加良姜・牡蛎・劉寄奴を加えたものを用いて治った。此の症すべて肝気により起きているものが多い。ゆえに唯足だけに気を取られると治らない。畢竟（ひっきょう），威霊仙・杜仲・牛膝などを用いるのはみな枝先のことである（枝葉末節）。右腹裏の凝りつけにとりついた病の根本に対して治療すれば，薬方を用いて至って簡単に結果が得られることが多い。この病人などはよほど病毒がしつこくひと通りでは動かないので，まず大黄附子湯を用いて，腹底にとりついた病の根本を動かし浮き立たせたものである。この症の下腹の沈固した癖物（くせもの）などは附子で浮かすことが最も大切である。この締め込み模様をよくよく留意して考えねばならない。しかし附子だけを用いては徒（いたずら）に病を激動させるばかりなので，その動ずるところの勢いを大黄にて削りとって下へ抜き，また大黄に押しつけるところを附子で互いに持ち上げさせる手段である。

26　第2章 『蕉窓雑話』にみる五行理論

筆者考察

　肝鬱がひどく，それによる腹筋拘攣，胸脇部の張り，右臍下・下腹・足の重度の凝り，牽引痛が発生し，腹部にはそれによる重度の瘀血を発生させ足痛に関与している。本治は肝鬱血瘀に対するが，標治は腹裏の凝りつけ・血瘀・湿滞からくる歩行困難に対し，大黄附子湯の附子の大熱（補陽益火）で浮き立たせ，大黄（瀉熱通腸・行瘀破積）・劉寄奴（活血化瘀）の作用で腹底の瘀血・痰湿停滞を清熱瀉下し下へ抜く（大黄と附子の相乗効果）。つづいて本治として肝鬱に対する疏肝の四逆散，活血補助に散寒止痛の良姜，安神・軟堅散結に牡蛎，破血通経・消腫・止痛に劉寄奴を加えて著効している。肝は筋腱を主るため，疏肝で筋腱が寛ぎ足痛が緩和され，著効に寄与している。本治・標治の優先順位を考慮すべきである。東郭は五行理論の用語は使わないが，治療には五行理論（疏肝活血）を応用し，かつ日本漢方の腹証を考慮して治療している[3]。

症例 2

ストレス性蓄膿症が四逆散加減法で治癒した例（P283-10行〜285-8行）

　長崎県割符の年寄，何某という人が鼻淵（蓄膿症）を患うこと3年，諸医が肺虚によるとして，色々治療したが改善しない。その後武蔵の国の仕事につくため，京都の医師たちを訪ね歩き，私に治療を求めた。両方の鼻から濁鼻水がたくさん流れると訴え，はやい回復を乞うた。「およそ人の病気を治療するにあたり，月日を限って請け合うことは難しいが，今この症は診断がついている。東武へ着くまでに治そう」と伝え，四逆散加呉茱萸・牡蛎を投与した。京を出発するその時から途中，日に2，3帖ずつ服用したところ，品川の駅へ着く前日からあのタラタラと出ていた鼻水がさっぱりと止まった。このような病態は，肺の病として辛夷・川芎・白芷の類を多く用いたり，風邪の後遺症であるともいう。これは違っており，ことごとく，肝火が上肺部へつきつめたところから上下の気が隔塞して成るのである。また鼻が詰まりやすい朝など鼻中が唐

> 辛子の皮のようになって血の塊などの出る証も同じことである。この蓄膿症の他にも，同様の経験はたくさんあり，必ずしも四逆散に限ることにあらず，脈腹をみて処方すべきである。

筆者考察

おそらくストレスからきた肝鬱が続き，あまりに強い肝鬱が長期間続くため肝相侮肺（肝火犯肺）が起こり，蓄膿症になったものと推察する。疏肝解鬱に四逆散，呉茱萸で肝胆系を温め，肝胆経絡の通路である鼻周辺の血流が活発になり，牡蛎で余分な鼻汁を止め安神させ，ほぼ完治している。

症例3

肝鬱性膈噎が四逆散加減方と肝経施灸で治癒した例（p214-9行～p215-2行）

> 一貴人，病を得てその症，膈噎（かくいつ）（胸脇や咽喉のつかえ症状のあるもの。胃食道がんなど）に似ている。諸医は膈（胃がものを受け付けず吐く病気）であるとして治療するが治らない。その人，もと志を失って賁鬱を抱いているので両脇肝部に痞硬が最も甚だしい。わたしはこの症を詳らかにして，四逆散を用い章門・京門などに連灸をして膈噎の病気をすみやかに治した。

筆者考察

これは志を失うほどの憤激を抱えており，それがきっかけとなった肝気鬱結（肝鬱）と，甚だしい両胸脇肋部の痞鞕（胸脇苦満）が生じたものである。これに対し，四逆散で疏肝理気して，章門・京門など胆経の経穴に灸を併用し疏肝理気を助けて，膈噎の原因となった肝鬱や，両肝部の痞鞕やつけこみをゆるめることにより，膈噎が消失したものと思われる（肝鬱から消化器症状の1つである膈噎が出現したと考えた。これを，四逆散と肝胆経の灸で疏

肝解鬱することにより改善させた）。諸医のように膈噎による胸脇や咽喉のつかえのみにこだわり，疏肝をしなければ改善が困難であったと考えられる。

2-2　和田東郭の五行理論による臓器間相関考

　東郭は『蕉窓雑話』のなかで臓器間の関係を以下のように述べている（近世漢方医学書集成15　p150-1行〜151-6行）　筆者注釈は（　）で記載
　「人の病はとにかく肝から起こるのである。ゆえに人は肝気を盲動させないようにすべきである。総じて人は（他の人に）勝らんとして，及びなきを望み（分不相応の欲望）起こし，思いを募らせて過ごせば必ず肝気を盲動させる。このことから気虚労役などという病が起こる。これを気虚労役と名付けてはいるが，じつは肝虚労役である。肝気虚が極まって盲動（たとえば，肝気血虚→肝陰虚→肝陽上亢→虚火発生）すると，必ず虚火が上の心肺を薫灼して，前述の症候を現す。甚だしいときは必ず血屑などを吐くものである。また，肝火盲動すれば必ずその熱を心へ移すゆえ，失心してきょろりとなる者もある（肝旺擾心）。またその火は必ず下部へも波及して，腎火を動ずる（肝腎同源）から性欲過多になる者もある。性欲過多となると水臓が枯渇して肝火は益々亢進するのである（肝腎陰虚：肝腎同源）。また肝火で脾胃を薫灼し（肝旺乗脾），胃中の液が燥いて真陽（胃陰の意味？）が乏しくなる（胃陰虚）ときは，かえって多いに食を貪る（胃の虚熱による消化機能亢進）者がいる。食べられない者もいる。このため，万病ことごとくその根本を推し量ると，肝に与らないということはない。したがって肝の動きの本は心である。ゆえに失心などした人はもはや色々の心労はないのである。ただ心に色々思うことあるため，これによって肝気を動かしたのである（肝心相生）。畢竟，心は主人であり，肝は役人である」。
　この内容について，筆者は以下のように考える。
　人の病は，ストレス絡みの肝鬱（肝気鬱滞）から起こる。情動不安・腰痛発症および慢性化など，さらに続くと，肝鬱化火（ストレス継続後の激しい情動変化。大脳辺縁系も関与する）し，肝火により時には内熱（陰虚熱）が生じ，解剖学的に肝臓の上にある心臓・肺臓にその熱が影響（心肝火旺・肝

火犯肺）し，失神したり，肺に炎症が起きて血痰が出ることもある．また，その肝鬱化火により，体内の陰を消耗し，陰の根本である腎へ波及して，性欲過多（腎の陰虚火旺→腎火妄動）になることもある．その熱が解剖学的隣接部位の脾胃に影響（肝旺乗脾）し，脾胃が傷陰され，陰虚熱で時に食欲の異常が生じる．これを五行説では，肝火の過剰は相生関係で心に移り，心肝火旺となり，腎に移り，肝腎がともに火で傷陰され肝腎陰虚となると考える．

このように肝がすべてに絡んでいて，肝鬱化火がないと変化は起きないが，肝鬱化火のもとはストレスがからみ，これには心（脳）がからむ．したがって，心が主人で，肝が役人といえる．以上，肝の異常は，心・脾・肺・腎の4臓に波及することが示唆される．

このように，和田東郭は特別に五行理論とは言わないが，五行理論を解剖学的・生理学的に解釈し，さらに日本漢方の腹証を重んじている．時には胸脇苦満の変形の重度なつけこみという表現をしているが，肝鬱血瘀も考慮し，肝鬱による腹証に最大の留意をしている．中医弁証には腹証がないが，中医学の弁証に腹証を併用すると，病態解析の精度が上がると推察する．

すでに述べたように，五行理論自体がある程度恣意的に作られたものであるため，むしろ和田東郭の解剖学的・生理学的考察のほうが，弁証の理由を説明しており，初心者にも馴染みやすい．中国でも貴陽中医学院の戴永生氏が肝疾患1,000例を五行から分析し，肝の病証が脾・肺・心・腎の四臓へ相乗・相侮・乗侮併存・母病及子・子病犯母・母子相及の6形式で伝わり肝病及脾が796，肝病及肺が57，肝脾乗侮が55，肝病及腎が53で，肝病及脾（木乗土）が最も多かったと報告している[4]．

【文献】
1) 大塚敬節・矢数道明責任編集：近世漢方医学書集成16　和田東郭（二）蕉窓方意解・導水瑣言・東郭医談・和田泰庵方函．名著出版，1985年
2) 大塚敬節・矢数道明責任編集：近世漢方医学書集成15　和田東郭（一）蕉窓雑話．名著出版，1985年
3) 稲葉克文礼著（本編）・和久田寅叔虎著（翼），大塚敬節・矢数道明解題：腹証奇覧　全．医道の日本社，1981年，157-158頁
4) 戴永生：1000例肝臓病証五行辨証探析．遼寧中医雑誌38（6）：1199-1201，2011

第3章

相生・相克・相乗・相侮症例の検討

　本章では筆者の経験した症例から，相生・相克・相乗・相侮を考える。なお，以後，記載する煎薬は，大塚敬節・矢数道明監修『経験漢方処方分量集』(医道の日本社)[1)]に拠った。また五行図の番号は肝①，心②，脾③，肺④，腎⑤とし，各臓の弁証ごとに肝①-1，肝①-2……（心・脾・肺・腎についても同じ）と表記した。

3-1　心脾同病

　現代医学的にも心臓と胃腸の臓器相関は観察される。たとえば，心不全患者では胃粘膜に変化が起こると報告されているし，一般に心臓病患者が狭心発作前に，食欲不振を来したり，下痢を来したりすることはときおり経験する。また心不全になると食欲不振が悪化する。このように，心臓と胃腸の臨床症状の相関はよく認められるところである。

症例1

[要旨]　補心薬の減量で出現した胃症状が，補心薬の服用量を元の量に戻すことによって消失。

【患者】　81歳，女性，小柄でやや痩せ型。

【初診】　X年9月18日

【主訴】　胃の鈍痛を伴う違和感。

【現病歴】　胃痛や胃違和感に柴胡桂枝湯加減方（柴胡桂枝湯4.5ｇ＋茴香・ボレイ末等量混合物1.5ｇ／日：以下，柴桂）服用にて現在は無症状である。一方，虚血性心疾患に心臓用薬（炙甘草湯合冠心Ⅱ号方：炙甘草湯＋川芎

3-1 心脾同病　症例1　81歳女性

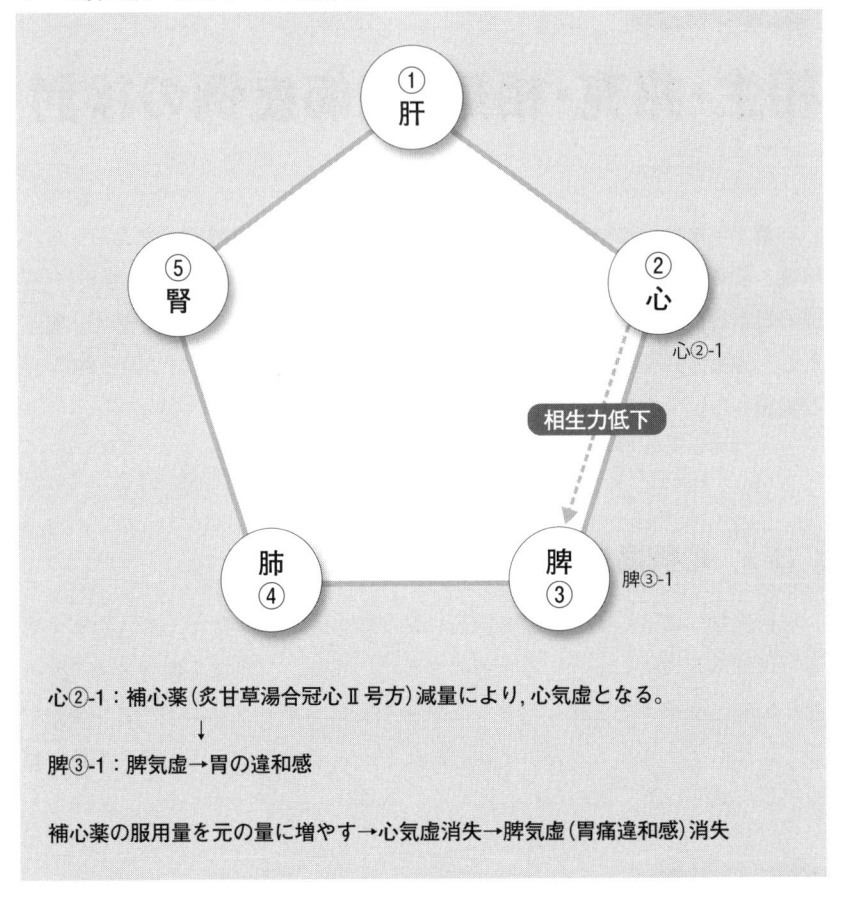

```
        ①
        肝

  ⑤           ②
  腎           心
              心②-1

              相生力低下

    肺      脾
    ④      ③   脾③-1
```

心②-1：補心薬（炙甘草湯合冠心Ⅱ号方）減量により，心気虚となる。
　　↓
脾③-1：脾気虚→胃の違和感

補心薬の服用量を元の量に増やす→心気虚消失→脾気虚（胃痛違和感）消失

4g，赤芍4g，紅花3g，降香3g，丹参5g。2日分を3日で食後に服用）を服用していると調子が良いということから，数年来服用を継続している。きわめて心臓の状態が良いので，炙甘草湯合冠心Ⅱ号方の服用のみを3分の1量に減らしたところ，その1カ月後から，柴桂の服用量は同じであるのに，胃の違和感が出始め，漸次悪化し約4カ月後に胃症状に対する処方を求めてきた。柴桂を倍量とし，加味平胃散・半夏瀉心湯を加えて20日間投与したがまったく無効であった。

【既往歴】3年前に狭心症で西洋薬を服用していたが，胃症状があり中止。

ときおり神経性胃痛がある。26歳時に卵巣嚢腫を摘出。

【家族歴】 父：93歳で老衰死。母：88歳で脳出血死。

【舌所見】 舌質淡紅，中央部に剥離亀裂がある。

【脈所見】 左浮滑，右沈細，脈拍72/分，血圧112/68mmHg。

【症候分析】

- 胃痛および胃違和感——補心薬の減量による心気虚（心②-1）→心脾相生力の減少→脾気虚（脾③-1）

【弁証】 心不生脾（心臓病薬の減量によって心から脾への相生力が低下）

【治法】 補心生脾（補心を強化）

【処方】 炙甘草湯合冠心Ⅱ号方を元の量に増量（以前から服用していた柴胡桂枝湯加減方は量を変更せず続服）

【経過】 服用開始3日後に患者から電話があり，「先生，長い間続いた胃の症状がほとんど消えました。……なぜ，心臓の薬で胃が良くなるのですか？」と聞かれた。

【考察】

　無症状のため心臓病薬の服用量を減らしたが，心臓の症状が出なくても心脾相生力の低下を招き，胃症状が出現したと考えられる。治療に抵抗する胃症状に，特に心臓症状を訴えていなくても補心薬を補強することが，胃腸症状改善のための選択肢である可能性を認識しておかねばならない。

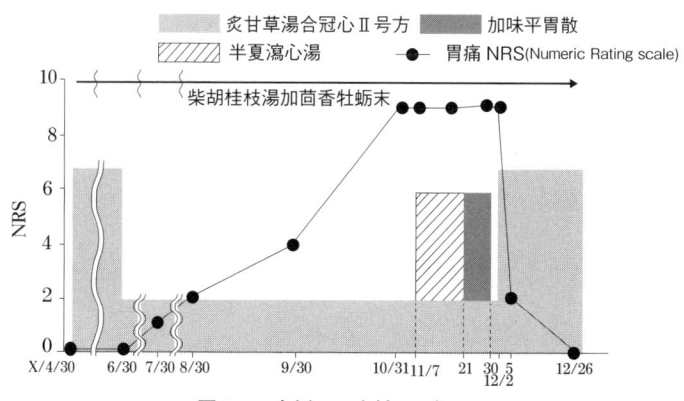

図3-1　症例1　女性81歳

> 症例2

[要旨] 補脾薬でとれない腹部膨満感が，脈沈弱・走るのを嫌うことから心気虚と弁証し，補心薬追加で改善した。

【患者】 37歳，女性，162cm，56kg。

【初診】 X年10月20日

【主訴】 腹部膨満感，情緒不安定，易怒。

【現病歴】 X－1年から管理職になり，ストレスを感じることが増えた。いらつく・不機嫌・時に職場で怒り出したら止まらない。顔面発赤・頭ののぼせ感・月経時に頭痛がある。便は気張っても出ないためウォッシュレットを使って出している。ゲップ・ガスが出にくく，ときおり腹部脹満感が悪化し腰も曲げられない感じで，下剤を多用して解消。寝付きはよく熟睡している。倦怠感があるときは悪夢を見る。運動しないと肩が凝る。寒がりで夏でもクーラーを使わない。月経は規則的にくる。ストレスで排卵出血がある。1,2カ月前からストレスが増え，爪が割れだした。走ることが嫌いで，走らないと間に合わないような電車には乗らない。

【既往歴】 18歳でEBウイルス感染症。肝炎。円形脱毛症数回。以前，しもやけが当帰四逆加呉茱萸生姜湯で治癒。15年前に仕事を始めて胃痛・背部痛が始まった。5年前からストレスで下痢が始まった。同時に気張っても便が出にくくなった。ストレスで泥状便，ガスが溜まるが，これには以前，柴胡加竜骨牡蛎湯が奏効した。

【家族歴】 父：糖尿病，82歳時に咽頭・肺がんで死去。母：副甲状腺腫瘍・子宮筋腫。

【生活歴】 20歳から煙草を吸う。12歳で初潮。

【舌所見】 舌質淡紅，舌苔薄白。

【脈所見】 沈弱，血圧98/58mmHg。

【症候分析】

- いらつく・不機嫌・職場で怒り出したら止まらない・顔面発赤・頭ののぼせ感──肝鬱火化・肝気上逆（肝①-2）
- 便・ガス・ゲップが出にくい・ストレスで泥状便──肝旺乗脾（肝脾不和）（肝①-1）

- ストレスで爪が割れる──肝血虚（肝①-4）
- 円形脱毛症──肝鬱血瘀・髪失血養（肝①-3）
- 寒がり・しもやけ・夏でもクーラーを使わない・足腰の冷感──腎陽虚（腎⑤-1）
- 疾走するのが嫌いで，走らないと間に合わないような電車には乗らない・脈沈弱──心気虚（心②-1）
- 腹部膨満感──心気虚→脾気虚（脾③-1）

【弁証】 肝脾不和・肝鬱化火・肝気上逆

【治法】 疏肝理気・和胃除痞

【処方】
- 処方①：抑肝散加陳皮半夏 4.5g／日（ツムラ）＋半夏瀉心湯 4g／日（クラシエ）
- 処方②：処方①＋炙甘草湯 6g（ツムラ）

【経過】
- X年10月20日：処方①を処方。諸症状の改善は不完全で，X＋1年2月6日まで継続するも効果は不明。
- X＋1年2月7日：下痢以外，不完全寛解のため冷えを考慮して，処方①＋附子理中湯を開始。20日分投与。2月27日まで服用するも無効。
- X＋1年2月28日：附子理中湯が無効なため，胃腸の冷えが腹部膨満感の原因ではない。脈沈弱・走るのが嫌いなどから心気虚があると考えた。

【弁証】 心不生脾

【治法】 補心生脾（補母益子）

【処方】 処方②（抑肝散加陳皮半夏＋半夏瀉心湯＋炙甘草湯）

【経過】 処方②を開始し，X＋1年4月4日，これまで残存していたすべての症状が消失した。いらつき・易怒もNRS（Numeric Rating Scale）10→2に改善。以後，同処方を継続して順調である（NRS1～2）。

【考察】
　抑肝散加陳皮半夏の疏肝・理気・和胃の作用で，易怒・いらつきなどは比較的改善したが，腹部膨満感・胃もたれ・ゲップ・ガスはほとんど改善しなかった。一連の消化器症状は「木乗土」（肝旺乗脾・肝脾不和）によ

3-1 心脾同病　症例 2　37 歳女性

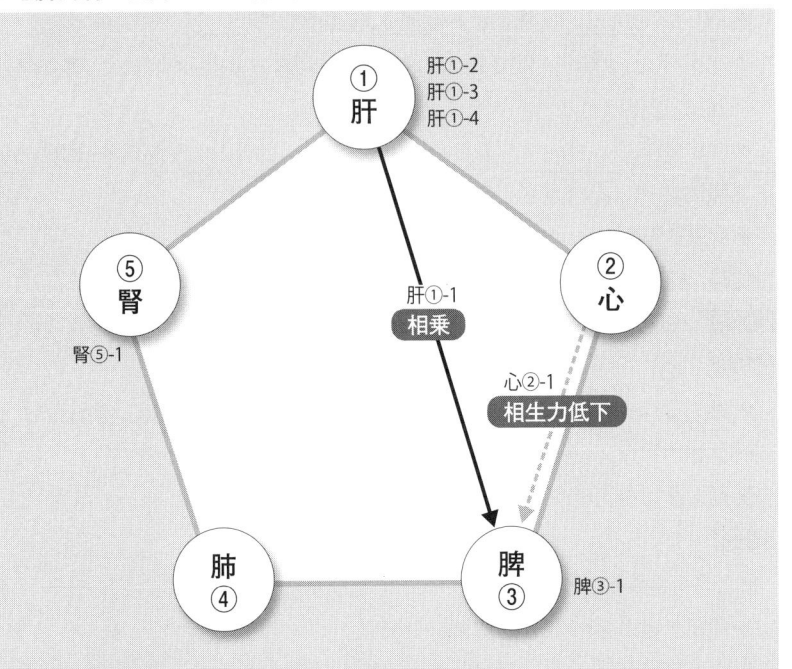

(五行図: 肝①, 心②, 脾③, 肺④, 腎⑤)

- 肝①-2
- 肝①-3
- 肝①-4
- 肝①-1　相乗（肝→脾）
- 心②-1　相生力低下（心→脾）
- 腎⑤-1
- 脾③-1

肝①-1：肝旺乗脾（相乗）→肝脾不和→便・ガス・ゲップが出にくい・ストレスで泥状便

肝①-2：肝鬱火化→いらつく・不機嫌・職場で怒り出したら止まらない・顔面発赤・頭ののぼせ感

肝①-3：肝鬱血瘀→円形脱毛症

肝①-4：肝血虚→爪が割れる

心②-1：心気虚→疾走するのが嫌で，電車に乗るために決して走らない・脈沈弱
　↓

脾③-1：脾気虚→腹部膨満感

腎⑤-1：腎陽虚→寒がり・しもやけ・夏でもクーラー不使用・足腰の冷感

るものではないようである。附子理中湯で脾腎を温めても不変であったため，脾陽虚によるものでもない。ところが，炙甘草湯 14 日分を併用したところ，残存した胃腸症状がすみやかに消失した。これは，心から脾への相生力不足が炙甘草湯の投与によって「補心気→補脾気」され改善したも

のと考えられる。心から脾への相生力は消化管蠕動運動等のコントロールにかかわるのかもしれない。今後の検討課題である。

症例3　症例4

[要旨]　脾気虚で心症状が出現（子盗母気）。小建中湯で脾気が補われ，母（心）気を盗む必要が消失して，不整脈が消失。

　この2症例は山﨑武俊氏（洛和会音羽病院）が「第65回日本東洋医学会学術総会」において報告した症例である[2]。動悸を主訴として心臓内科外来を受診した患者は，西洋医学的異常所見に乏しく治療に難渋する例が多い。それらに対しいずれも小建中湯が有効であったものである。山﨑氏の許可を得て引用する。

症例3

　67歳，女性。安静労作に関係のない動悸および下痢を主訴に来院。心機能は良好で上室性期外収縮を認めるのみであった。両側腹直筋攣急，弦虚脈に対し小建中湯10g/日を投与して動悸・下痢とも消失した。

症例4

　34歳，男性。動作開始時の動悸を主訴に来院。胃腸が弱い。心電図・心エコー異常なし。脈が虚以外舌候に問題ない。腹直筋攣急を認めた。小建中湯10g/日を処方して動悸が消失し，胃腸の状態も良くなった。

【考察】
　この2症例は，まさに「子（脾）盗母（心）気」（子臓である脾が母臓である心の気を盗む）の症例である。虚している脾が親の心気を盗んだ結

3-1 心脾同病　症例3・4（図は筆者が作成）

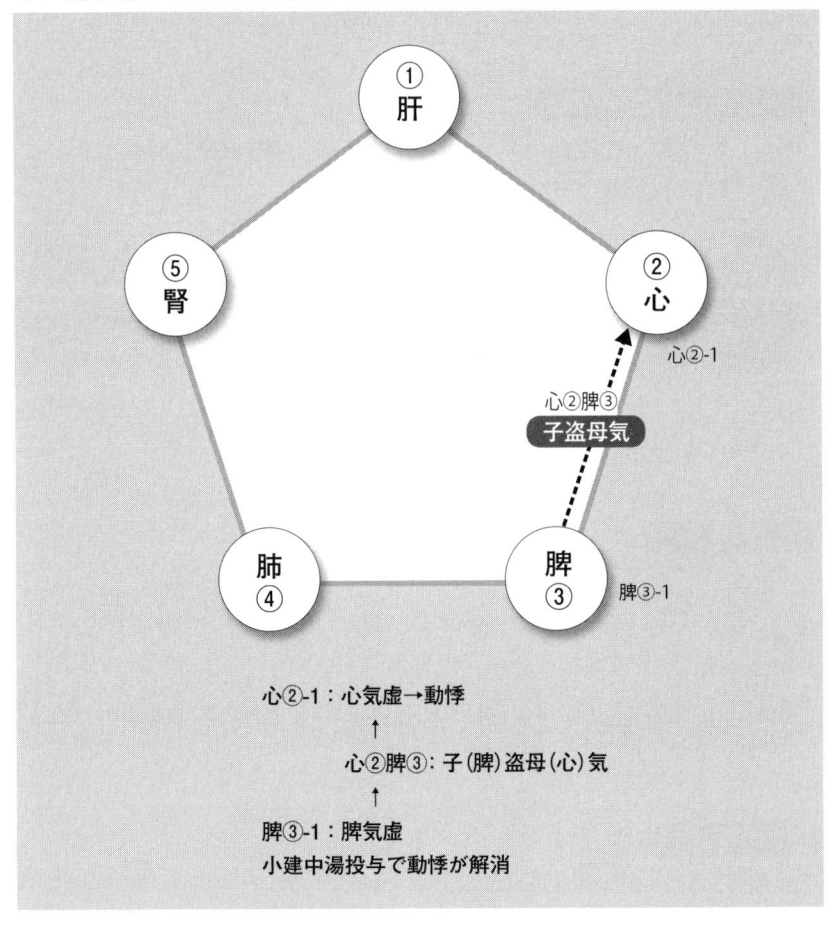

```
        ① 肝
    ⑤腎        ②心
                  心②-1
            心②脾③
            子盗母気
    肺④      脾③
              脾③-1
```

心②-1：心気虚→動悸
　↑
　　　心②脾③：子（脾）盗母（心）気
　↑
脾③-1：脾気虚
小建中湯投与で動悸が解消

果，動悸が出現したものと考えられる。小建中湯で脾気が補われ，肝旺乗脾を抑制し，さらに小建中湯自体の補脾作用によって効率的に脾が補われ，子（脾）が母（心）の気である心気を盗まなくなった結果，心気虚が著減あるいは消失して動悸が消失したものと考えられる。

3-2　脾肺同病

　後天の気は肺からの精気と，脾からの水穀の気からなり（「肺主気」「脾主気」），両臓はともに気を主る。肺は水道を通調[1]し，脾は水湿を運化し，ともに水液と密接な関連がある。したがって気・津液病変には脾肺同病がよくみられる。

　現代医学的にも解剖学的な脾肺相関はみられる。たとえば喘息や閉塞性肺炎における胃粘膜病変である[3]。

【注釈】
[1]肺は水道を通調する：肺の宣散粛降による体液の調節を意味する。

症例1

[要旨]　補肺陰薬によって補肺陰・補肺気され，肺（子）が脾（母）気を盗む必要がなくなり，脾気虚の症状である便秘・嘔気などが消失。

【患者】　8歳，男児，126cm，23kg。

【初診】　X年6月4日

【主訴】　鼻閉（アレルギー性副鼻腔炎），便秘症・嘔気，爪乾癬。

【現病歴】　小児喘息を5歳で初発して以来，年中鼻づまりがあり，ときおり黄色い鼻汁が出る。悪天候・寒冷で喘息発作が起こりやすい。咳が多く，背中や髪の生え際に発汗過多。生まれつき歯並びが悪く，口を開けていることが多い。寒がりで，幼少時はよく寝小便をした。爪の変形があり大学病院で治療中。最近は油もので吐き気が起こる。便秘がひどく腹痛を伴う。肛門痛があり，ときどき灌腸で排便する。冷飲を好み，口唇が乾燥しやすく出血する。多夢。手足の裏がほてる。足の甲の内側がよく痛む。6歳時に頭を打撲後に嘔吐し2日間入院して以来，疲労したり逆立ちをしたりすると両側後頭部に痛みが起こる。

【既往歴】　喘息で1回，周期性嘔吐症で2回，ロタウイルス感染症で1回入院。

【家族歴】　父：頭痛もち。母：アレルギー体質・頭痛もち。祖父：アレルギー体質・頭痛もち。

【舌所見】　舌質紅・舌苔薄白・舌下静脈怒脹。

【脈所見】　数，脈拍92/分，血圧86/42mmHg。
【症候分析】
- 鼻づまり・黄色い鼻汁・咳・背中や髪の生え際に発汗過多——肺虚衛弱*で風熱犯肺を伴う（肺④-1）　*肺気虚により肺症状が治りにくい。
- 寒がり・寝小便・歯並びが悪い——腎陽虚・腎気不固（腎⑤-1）
- 爪の変形——肝腎同源・血不養爪（肝血虚による爪の変形）（肝①-1）
- 悪天候・寒冷で喘息発作——寒邪犯肺（肺④-1のため）
- 油ものによる吐き気——脾気虚・胃気不降（脾③-1）
- 肛門痛・排便時に灌腸を使用——腸燥便秘
- 冷飲を好む・口唇の乾燥と出血・多夢・手足の裏のほてり・紅舌・数脈——陰虚内熱（腎⑤-1）
- 足の甲の内側痛・頭部打撲後の両側の側後頭部痛・舌下静脈怒脹——血瘀阻絡

【弁証】　脾肺同病・風熱侵竅（鼻も含めた肺経が邪に侵されること）
【治法】　散邪開竅・清肺化痰・健脾活血
【処方】
- 処方①：桑菊飲合蒼耳子散合補中益気湯加減（桑葉3g，菊花3g，杏仁2g，連翹3g，桔梗3g，薄荷3g，芦根3g，甘草2g，蒼耳子3g，辛夷3g，白芷2g，黄耆3g，升麻1.5g，白朮2g，柴胡1.5g，当帰2g，牡丹皮2g，桃仁3g，大黄1g，芍薬2g，川芎2g，細辛2g）
- 処方②：滋陰降火湯合辛夷清肺湯加柴胡加桔梗3g，桃仁3g，牡丹皮3g，川芎2g

【経過】
- X年6月4日：処方①を10日分，飲めるだけの量を飲むよう指示。
- 7月7日：処方①を10日分処方。
- 7月28日：鼻閉・便秘に変化がないため，処方①を処方②に変方。20日分。
- 9月11日：咳・鼻閉が改善。便秘・油ものによる吐き気も減った。同処方継続。
- 10月2日：乾咳・喘息発作はほとんど消失した。悪天候時や埃のあるときのみ咳をする。以前はほぼ毎日気管支拡張剤を使用していたが，最近

3-2 脾肺同病　症例1　8歳男児

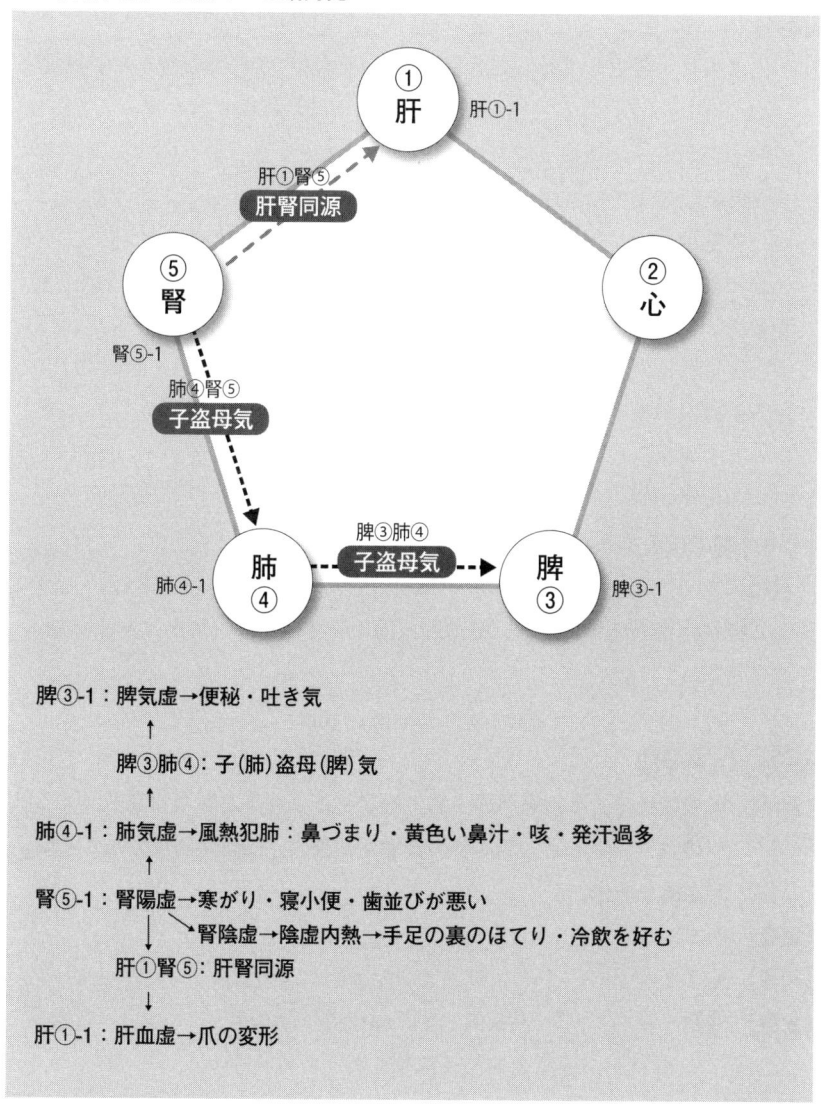

```
              ①
              肝      肝①-1
      肝①腎⑤
      肝腎同源
   ⑤                    ②
   腎                    心
  腎⑤-1
   肺④腎⑤
   子盗母気
              脾③肺④
      肺        子盗母気      脾
      ④                     ③
  肺④-1                      脾③-1
```

脾③-1：脾気虚→便秘・吐き気
　↑
　　脾③肺④：子(肺)盗母(脾)気
　↑
肺④-1：肺気虚→風熱犯肺：鼻づまり・黄色い鼻汁・咳・発汗過多
　↑
腎⑤-1：腎陽虚→寒がり・寝小便・歯並びが悪い
　　　　↓
　　　　腎陰虚→陰虚内熱→手足の裏のほてり・冷飲を好む
肝①腎⑤：肝腎同源
　↑
肝①-1：肝血虚→爪の変形

は週に1回程度予防的に使用するのみになった。完全ではないが便秘・腹痛・吐き気が改善してきた。処方②を20日分。

● 11月2日：鼻づまり・咳はほぼ消失。便秘・腹痛・油ものによる吐き気

も消失した。その後も再発を恐れて減量して続服。

【考察】
　先に喘息が発症しているため，子臓の病（肺）が母臓（脾）に影響する，いわゆる「子（肺）盗母（脾）気」（子臓である肺が母臓である脾の気を盗む）で脾病が起こり，便秘・油ものによって吐き気を来すようになったと考えられる。処方①では肺陰を補うことも脾陰を補うことも不十分であったため，病態改善には至らなかった。そこで処方②を処方したところ，滋陰降火湯によって肺陰・腎陰も十分に補われ，さらに辛夷清肺湯で清肺通竅・潤燥化痰されたことによって，子臓（肺）が元気になり母臓（脾）の気を盗む必要がなくなり，便秘・腹痛・吐き気が消失したものと考えられる。本症例は肺脾相生の典型例である。また肝血虚のため心血虚となり多夢となるとも考えられる。

[エキス剤で代用するなら]
　排膿のための桔梗と，耳鼻咽喉系に有効な柴胡剤から十味敗毒湯，さらに活血に桂枝茯苓丸を使用する（滋陰降火湯＋十味敗毒湯〈または荊芥連翹湯〉＋桂枝茯苓丸）。

症例2

[要旨]　脾の症状である食思不振・易下痢などが，荊芥連翹湯加減方による肺への消炎作用によって，肺の炎症が改善し，肺気が回復したことにより主訴が消失。

【患者】　37歳，女性，153cm，37kg。

【初診】　X年2月19日

【主訴】　食欲不振・易下痢・易疲労・傾眠・易感冒・蓄膿症・アレルギー性鼻炎・扁桃腺炎・扁桃腺炎治癒後も続く乾咳。肩背の凝り痛み。

【現病歴】　もともと胃腸が虚弱で食欲がなく，他院にて処方①（補中益気湯＋六君子湯2包/日）を服用中であった。食欲のみやや改善したが，胃下垂・軟便・少しの過食で下痢・食後傾眠・易感冒（さらには，これに対する感冒薬で胃障害を繰り返す），蓄膿症・アレルギー性鼻炎・扁桃腺炎が順番

に連動して起きてくる。これら一連の症状は改善しにくく，少し改善しても乾咳が続く。疲労蓄積状態で主婦業ができない。冷えると腹痛，極度の冷え性で不眠，足腰がだるくて痛い，手足の裏の発汗，冷飲を好む，爪がもろい・寝付きが悪く熟眠感がない，ストレスが強い，月経痛が強い。

【既往歴】 幼少時に小児喘息。10年以上前から低気圧の接近で偏頭痛発作が起こる。出産後から脱毛が続く。高校生・20歳時に高熱でヘルペスが出現。出産後に乳腺炎で1年間通院した。カゼで葛根湯を続服して動悸がひどくなり中止した。

【家族歴】 特になし。

【舌所見】 舌質淡紅，舌苔白，舌下静脈の怒脹なし。

【脈所見】 稍細滑，脈拍78/分，血圧78/50mmHg。

【症候分析】
- もともと胃弱・食思不振・易下痢・軟便・食後傾眠・胃下垂——脾気虚（脾③-1）
- 易感冒・蓄膿症・アレルギー性鼻炎・扁桃腺炎・改善後も続く乾咳——肺気虚・邪気侵入（肺④-1）（肺虚衛弱・邪熱侵入）
- 冷えると腹痛・極度の冷え性で不眠・足腰がだるくて痛い——脾腎陽虚（脾③-2・腎⑤-1）
- 手足の裏の発汗・冷飲を好む——陰虚内熱（腎⑤-2）
- 爪がもろい・寝付き悪く熟眠感がない・出産後から脱毛が続く・脈細滑——肝血虚・血不蔵神*（肝①-1）　*肝は血を蔵する。魂は血中に入る・肝血虚では魂が血中に入れなくなり不眠が起こる。時に夢遊病状態。
- ストレスが強い・月経痛が強い——肝鬱血瘀（肝①-2）
- 疲労蓄積状態で主婦業ができない——脾腎両虚（脾③腎⑤）

【弁証】 脾肺同病・気血不足・内湿外邪（脾胃の湿，邪による表証）（脾胃の内湿と表に侵入してきた外邪）

【治法】 健脾益肺・散邪和裏・燥湿解毒

【処方】
- 処方①：補中益気湯（ツムラ）＋六君子湯（ツムラ）2包/日
- 処方②：荊芥連翹湯（一貫堂[1]）＋附子1g，葛根5g，白芍薬3g

3-2 脾肺同病　症例2　37歳女性

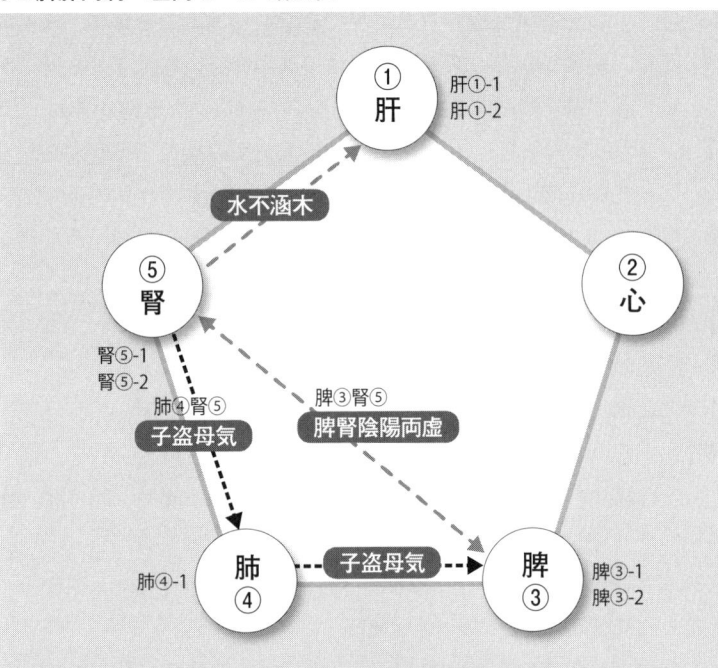

脾③-1：脾気虚→食思不振・易下痢・食後傾眠・胃下垂
　　　↑
脾③-2：脾陽虚→冷えると腹痛
　　　↑
　　　脾③肺④：子(肺)盗母(脾)気
　　　↑
肺④-1：肺気虚・邪気侵入→易感冒・蓄膿症・アレルギー性鼻炎・扁桃腺炎が連動して起こる・長びく乾咳
腎⑤-1：腎気虚→極度の冷え性で時に不眠・足腰怠痛
腎⑤-2：腎陰虚→陰虚内熱→手足裏の発汗・冷飲を好む
脾③腎⑤：脾腎陰陽両虚
肝①-1：肝血虚→爪がもろい・寝付き悪く熟眠感がない・産後以来脱毛が続く
肝①-2：肝鬱血瘀→ストレスが強い・月経痛が強い
肺④腎⑤：子(腎)盗母(肺)気

【経過】
- X年3月2日：軟便が改善傾向。疲労感が改善し，調子が良く動きすぎる。以後，処方①＋処方②を継続。
- 3月21日：食事が美味しく食べられる。下痢の回数が減った。偏頭痛が改善。脱毛が改善。蓄膿症・アレルギー性鼻炎・扁桃腺炎が順番に連動して起こる熱感や炎症症状もなくなり，嗄声のみある。同処方継続。
- 6月13日：易感冒・蓄膿症・アレルギー性鼻炎・扁桃腺炎・乾咳もほぼ消失。傾眠を伴う易疲労も消失し，普通に主婦の仕事ができて嬉しい。肩背の凝り痛みも改善。下痢もほとんど消失。軟便がやや固めになる。以後，1日分を2日で服用して良いQOLを維持。

【考察】

　補中益気湯＋六君子湯のみで，食欲はやや改善したが，易感冒・蓄膿症・アレルギー性鼻炎・扁桃腺炎・乾咳・下痢などの症状はとれなかった。荊芥連翹湯＋附子・葛根・白芍を併用して，清熱解毒の黄連・黄芩・黄柏・山梔子・連翹・柴胡で散邪清熱し，荊芥・防風・薄荷・白芷・枳殻・桔梗で祛風排膿し，四物湯で補血し，附子で補腎陽し子（腎）盗母（肺）気を減らし補肺を助け，易感冒・蓄膿症・アレルギー性鼻炎・扁桃腺炎など肺症状がほぼ消失した。荊芥連翹湯加減方で肺の炎症を除くことによって，ほぼすべての消化器症状が改善あるいは消失するとともに，食欲が亢進し，体力が増強した。つまり，「子（肺）盗母（脾）気」が著減し脾の病態もさらに改善されたものと考えられる。

[エキス剤で代用するなら]
補中益気湯＋荊芥連翹湯（一貫堂）＋参蘇飲＋附子末

3-3　肺腎同病

　気は，腎気が五臓真気の源泉であり，父母からもらう先天の気で「精気」を生成する。肺が取り込んだ「清気」と，脾が運化した「水穀の気（穀気）」が合わさって三焦・心脈を運行して五臓六腑に輸布され，臓腑機能の原動力となる。

腎が主る水（津液）は，脾胃が肺に上輸し，肺気によって下行し腎に帰るので「肺は水の上源」といわれる。
　このように，腎と肺が気・津の生化と輸泄を協同して行う関係を「金水相生」という。病変が発生すると，津液不足・津液壅阻・気機昇降失調が起こる。
　現代医学的にも解剖学的腎臓と肺臓の相関がしばしば認められる。たとえば相生ルートを通じた伝変として，グッドパスチャー症候群では喀血を伴う肺症状の後に，急性糸球体腎炎を合併することがあげられ，また，急性腎不全で肺の機能が低下して，肺水腫が発生するなどがある[4]。

症例 1

[要旨]　感冒後に長引く喘鳴に，補腎薬の鹿茸を追加併用して，腎盗肺気を抑制して治癒。

【患者】　56歳，女性，153cm，53kg。

【初診】　X年6月2日

【主訴】　感冒改善後も残存する呼気時の喘鳴と倦怠感。

【現病歴】　患者は医師でありストレスの多い環境であったが，頻回に起こるストレス時の腹鳴下痢の治療予防を目的に，補中益気湯＋加味逍遥散を常用していた。X年6月2日，過労後，夕方に感冒症状となり38.5度の発熱・ひどい咳・倦怠感があったが，仕事を休めず，インダシン®坐薬，メイアクト®3T，清肺湯7.5gを常用漢方薬と併用した。6月4日，症状は軽減したが呼気時の喘鳴・下痢・倦怠感が残った。服薬を継続。対人関係で強いストレスがあり，翌5日に発熱・咳が再発し，倦怠感が悪化。解熱はしたが下痢が続くため解熱坐剤を中止し，メイアクト®をクラリス®に，清肺湯を麦門冬湯加減方に変更した。6月6日には症状は改善したが，呼気時の喘鳴・倦怠感・下痢は持続した。日頃からよく咳をする。

【既往歴】　脾腎陽虚の体質で，下半身が冷えやすく，冷えると腹鳴下痢が起こる。腹巻きを常用し下半身は厚着している。

【家族歴】　祖母：子宮がん。伯母・従姉妹：乳がん。母：下半身の冷え性。

【舌所見】　舌質稍暗・歯痕，舌下静脈怒脹，舌苔白微黄厚。

【脈所見】　稍滑弦，血圧116/74mmHg。

3-3 肺腎同病　症例1　56歳女性

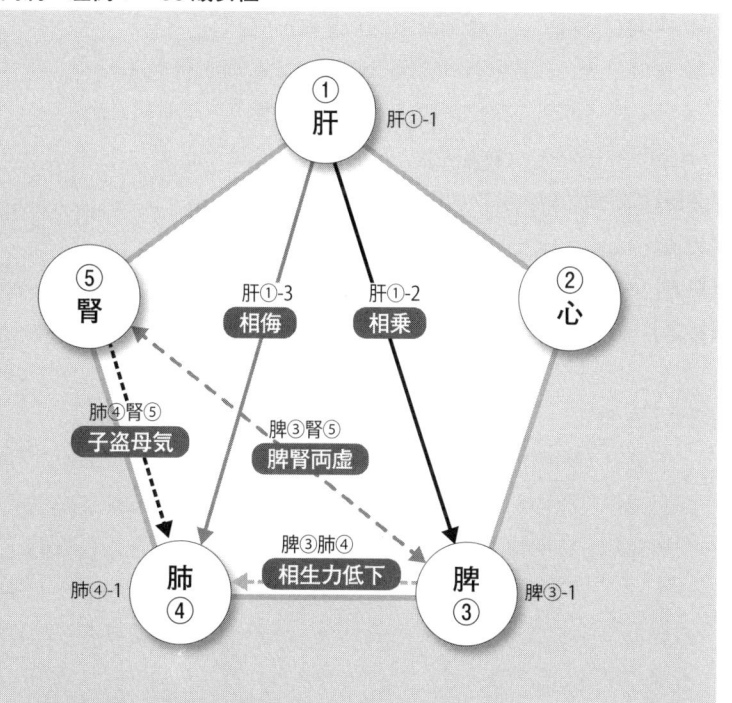

肺④腎⑤：子(腎)盗母(肺)気→鹿茸で温腎して喘鳴が消失
脾③腎⑤：脾腎両虚→鹿茸で下痢消失
脾③肺④：相生力低下→下痢が続く
脾③-1：脾虚→脾虚湿滞
肺④-1：肺気虚→肺気不宣→呼気時に喘鳴
肝①-1：肝鬱血瘀→舌質稍暗・舌下静脈怒脹・胸脇苦満・脈稍弦
肝①-2：肝旺乗脾(相乗)→ストレス時腹鳴下痢
肝①-3：肝火犯肺(相侮)→ストレスで咳再発

【腹部所見】　軽度の胸脇苦満。

【症候分析】

- 強いストレスを受けた翌日に発熱・咳が再発——肝火犯肺（肝反侮肺）（肝①-3）
- ストレス時に腹鳴下痢——肝旺乗脾（肝①-2）

- 呼気時に喘鳴・倦怠感──肺気虚→肺気不宣（肺④-1）
- 下痢が持続──相生力低下（脾③肺④）
- 歯痕舌・白微黄厚苔──脾虚→脾虚湿滞（脾③-1）
- 舌質稍暗，舌下静脈怒脹──肝鬱（肝①-1）→肝鬱血瘀
- 脈稍弦・軽度の胸脇苦満──肝鬱（肝①-1）

【弁証】 肺腎同病・肝鬱脾虚
【治法】 温補腎陽・平喘益肺
【処方】 6月6日に鹿茸3gを，麦門冬湯＋桔梗・玄参，クラリス®とともに併用。
【経過】 6月7日：鹿茸を追加服用した翌日には，呼気時の喘鳴・下痢が消失したため廃薬。即効性を感じた。
【考察】
　呼気時の喘鳴は気道狭窄を示す喘息に典型的な症状である。本症例では喘息発作はないが，息苦しさと倦怠感があり，軽度気管支狭窄があったと思われる。日常的なストレス負荷で「肝相侮肺」があるためか，咳き込みやすく止まりにくい傾向があり，肝旺乗脾による脾虚の下痢・腹痛なども常態化していた。つまり，木火刑金・土不生金が基盤にあるため，いずれも肺に影響し喘鳴が長引いたとも考えられる。鹿茸で腎（命門）を温補したことにより，腎が元気になり，「子（腎）盗母（肺）気」が減少しすみやかな治癒につながったと思われる。脾腎同病で同時に脾を温めて下痢も止まった。なお，本症例は毎晩ビールを300mL飲んでいたせいか，舌苔は白厚であった（ビールを止めると白苔は薄くなっていた）。

症例2

[要旨]　通年性アレルギー性鼻炎。ストレスで悪化するアトピー性皮膚炎に十味敗毒湯加減方単独では無効。八味地黄丸の温補作用で腎（子）が盗む肺（親）気が著減し，結果的に肺が補われ，皮膚を潤して著効。

【患者】 29歳，女性，50kg，159cm。
【初診】 X年4月6日
【主訴】 ストレス悪化に伴うアトピー性皮膚炎の皮膚瘙痒症の悪化。
【現病歴】 中学生の頃からアトピー性皮膚炎に伴う赤く痒いニキビ状湿疹が

起こるようになった。高校生になって悪化。多夢。温めると痒い・入浴後から寝るまで痒い。ニキビ状湿疹は先が化膿するものがある。石鹸で洗顔するとヒリヒリする。ストレスの多い職場。肩凝り・時にガンガンする頭痛・月経痛がひどい・カイロで温めると改善。バレー部での運動のせいか腰痛がある・冬は手足が冷たい・足にしもやけ・冷えると下痢しやすい・温かい食べものを好む・月経周期は不規則，入浴を好む。通年性アレルギー性鼻炎で鼻水・くしゃみがある。ストレスでアトピー性皮膚炎が悪化。11歳で初潮。

【既往歴】 中学生の頃からアトピー性皮膚炎。微小心室中隔欠損がある。

【家族歴】 母：アレルギー性鼻炎。

【舌所見】 舌質淡紅，舌苔少微黄，舌下静脈怒脹。

【脈所見】 弱滑，脈拍72/分。血圧98/66mmHg。

【腹部所見】 軽度の胸脇苦満。

【症候分析】

- 赤く痒いニキビ状湿疹・温めると痒い・入浴後から寝るまで痒い――局所湿熱
- 肩凝り・ガンガンする頭痛・月経痛がひどい・カイロで温めると改善・ストレスでアトピー性皮膚炎悪化――肝鬱血瘀（肝①-1）
- ストレスの強い仕事場・多夢――肝鬱擾心*（肝①-2）　*肝鬱が強く心に影響して多夢となる状態。
- 腰痛・冬は手足が冷たい・足にしもやけ・冷えると下痢しやすい・温かい食べものを好む・月経周期が不規則――脾腎陽虚（脾③-1・腎⑤-1）
- 通年性アレルギー性鼻炎で鼻水・くしゃみがある――脾腎陽虚→陽虚水泛・寒飲伏肺（肺④-1）

【弁証】 （患部）湿熱血瘀・脾腎陽虚・寒飲伏肺

【治法】 祛風燥（祛）湿・散（清）熱涼血・温補腎陽

【処方】

- 処方①：十味敗毒湯＋附子1g，延胡索1.5g，牡丹皮1.5g，赤芍2g
- 処方②：八味地黄丸（ツムラ）＋黄柏1g・知母1g

3-3 肺腎同病　症例2　29歳女性

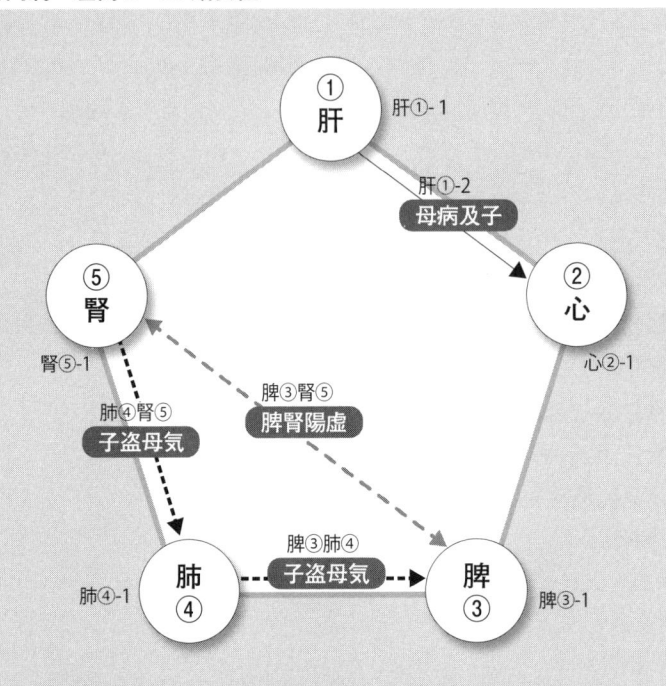

肝①-1：肝鬱血瘀→肩凝り・頭痛・月経痛・ストレスでアトピー悪化
肝①-2：肝鬱擾心（母病及子）→心②-1：多夢
肺④腎⑤：子（腎）盗母（肺）気→肺④-1：陽虚水氾・寒飲伏肺
　　　　　　　　↓
　　　　通年性アレルギー性鼻炎
　　　　　　　　↓
　　　　八味地黄丸加減方併用
　　　　　　　　↓
　　　　温腎補肺→子（腎）不盗母（肺）気
　　　　　　　　↓
　　　　アレルギー性鼻炎改善
　　　　　　　　↓
　　　　皮膚症状改善
腎⑤-1：腎陽虚（脾腎陽虚）→手足冷・足にしもやけ
脾③-1：脾陽虚→冷えると下痢・温かい食べものを好む
脾③腎⑤：脾腎陽虚
脾③肺④：子（肺）盗母（脾）気

【経過】
- X年4月6日：処方①を処方し「ややまし」と言う。5月21日まで継続。
- 5月22日：皮膚症状はやや改善。月経痛が減ったため処方①を14日分処方。
- 6月5日：患部の痒みや鼻炎は消失したが，皮膚症状は改善しない。冷え性に対し八味地黄丸，ニキビ状患部の湿熱に対し黄柏・知母を追加（処方②）。
- 6月15日：良い感じがする。
- 7月6日：ほぼ完治。その後も念のため少量ずつ1カ月継続して廃薬とした。

【考察】
　5月22日に月経痛が減ったのは，延胡索・牡丹皮・赤芍で活血されたためと考えられる。活血薬は間接的に止痒効果があるため重要である。
　通年性のアレルギー性鼻炎は肺失宣粛で陰邪が内生し，さらに生来冷え性の陽虚証であるため陽虚水泛・寒飲伏肺となって生じたと推察される。6月5日投与開始の八味地黄丸で腎陽が補われた結果，陽虚水泛が改善し，「子（腎）盗母（肺）気」が抑制され，結果的に肺気が補われ，宣散・粛降が活発になった。宣散作用が活発化したことによりアトピー患部の皮膚も津液で充分に潤され（肺は皮毛を主る），また活血薬の助けも得て，気がよくめぐり栄養され，活血薬である牡丹皮・赤芍・知母・黄柏などで清熱潤燥し，十味敗毒湯中の祛風薬などが相乗的に作用した結果，患部の湿熱も消失しすみやかなアトピー性皮膚炎の改善に至ったものと考えられる。

[エキス剤で代用するなら]
　十味敗毒湯（1日量の2/3）＋八味地黄丸（2/3）＋桂枝茯苓丸（1/3）

症例3

[要旨]　易感冒となり，罹ると治りにくく年中感冒状態となった例に，八味地黄丸投与で温腎し，「子（腎）盗母（肺）気」が減少，肺気が補われ易感冒が治癒。

【患者】　60歳，女性，160cm，48kg。

【初診】　X年10月4日

【主訴】　年中感冒罹患状態・冷え性・頻尿。

【現病歴】 2年前に咽のつまり感が続き精査の結果，甲状腺良性腫瘍が判明したが放置。咽のつまり感は気にならない。最近，年中感冒を罹患する状態で葛根湯服用にて2, 3日で治るが，すぐまた罹患する繰り返しであった。2年前に実母が亡くなるまで，20年以上自宅に引き取り，夫との間に挟まれストレス状態が続いたが，現在ほどカゼを引かなかった。今回，重度の易感冒で受診。疲れると肩が凝る。熱いお茶を1日10杯は飲む。便秘になりやすい。目が疲れやすい。

【既往歴】 月経困難症があったため40歳時に，子宮を全摘した。もともと体力はないため無理ができない。冷え性で胃腸も弱い。以前に膀胱炎に頻回に罹患。幼少時に蓄膿が漢方薬で治った。

【家族歴】 母：副腎がん，乳がんで93歳で死亡。

【舌所見】 舌質淡紅，舌苔少，舌下静脈稍怒脹。

【脈所見】 稍滑無力，脈拍72/分，血圧120/62mmHg

【腹部所見】 軽度の胸脇苦満

【症候分析】
- もともと胃腸が弱く体力がない・冷え性・以前に頻回に膀胱炎を罹患・頻尿——脾腎陽虚（脾③-1・腎⑤-1）
- 甲状腺良性腫瘍・咽のつまり感・月経困難症で40歳時に子宮全摘・疲れると肩が凝る——肝鬱血瘀（肝①-1）
- 易感冒——肺気虚（肺④-1）

【弁証】 肺腎両虚（腎陽虚・肺気虚）

【治法】 温補腎陽

【処方】 八味地黄丸（栃本天海堂）を毎日30粒（常用量は60粒/日）服用

【経過】 服用開始5カ月後の再診時まで，一度も感冒に罹患しなかった。この間，過労状態も何度かあったが無事経過した。

【考察】
　カゼを引きやすいのは肺気虚であるが，トラブルがあるとカゼを引きやすいというのは肝火犯肺と考えられる。しかし，最近母親が亡くなり，夫との間の対人関係のストレスが減ったにもかかわらずカゼを引きやすいのは肝火犯肺とは考えにくい。もともと腎陽虚があり，加齢で腎虚が進んだ

3-3 肺腎同病　症例 3　60歳女性

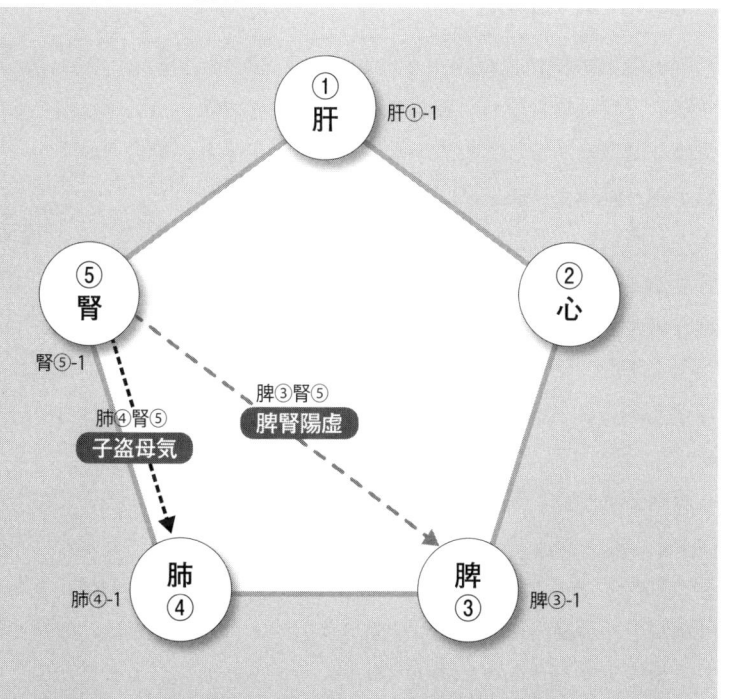

肝①-1：肝鬱血瘀→甲状腺腫瘍・咽のつまり感・月経困難症で子宮全摘・肩凝り
脾③-1：脾陽虚→温かいお茶を毎日 10 杯飲む
脾③腎⑤：脾腎陽虚
腎⑤-1：腎陽虚→冷え性・頻尿・易膀胱炎
　　　↓
　　　肺④腎⑤：子(腎)盗母(肺)気
　　　↓
肺④-1：肺気虚→易感冒

結果，五行の母子関係で肺に影響し肺気虚を誘発し，いわゆる「子（腎）盗母（肺）気」が起こって，肺気虚が進み，異様に感冒に罹りやすくなったものと考えられる。八味地黄丸を服用開始以来，劇的に感冒罹患率が減少したのは，八味地黄丸で腎陽を温補して，相生の関係で肺が補われ，腎が肺気を盗まなくなった結果と考えられる。

3-4 肝腎同病

　肝と腎との間には次のような関係がある。①乙癸(おっき)（肝腎）同源：肝は血を蔵し，腎は精を蔵し，肝血は腎精から化生され，血の源は精であるという密接な関係にある。②水能涵木：肝は筋膜を主り，腎は水液を主り，筋膜は腎が主る陰津に濡潤されて自在に活動できることから，「水はよく木を涵(ひた)す」といわれる。③肝は陰中の陽臓で，内に胆火（相火[1]）を有して疏泄を司り，腎は精を蔵し水を主り，内に真陽（相火）を潜蔵し，ともに相火を司る。腎陰が相火を制約し肝の疏泄が制御されている。

　以上①②③にはすべて腎陰がかかわっており，肝腎同病では陰津不足の陰虚陽亢が多い。ただし，虚寒あるいは水液失調で引き起こされる肝腎同病も少なくない。

　解剖学的肝臓と腎臓との間にも臓器相関は存在する。たとえば肝疾患が長引くと，往々にして腎障害を合併しやすく予後が不良（肝硬変で入院中の患者の20%が腎不全を合併したという報告がある：肝腎症候群）である。また肝細胞がん再発時に急速進行性糸球体腎炎となり，切除後に軽快治癒したという報告もある。さらに腰痛（腎虚）がストレス（肝気鬱結）によって悪化する例にもよく遭遇する[5]。

【注釈】
①相火：君火（心火）に対して相火という。君火と相火は互いに組み合わさって臓腑を温養し，機能を推進する。一般に命門，肝，胆，三焦はみなその中に相火を有する。相火の根源は主に命門から発する。心は「君主之官」であることから君火という。

症例1

[要旨] 過労・ストレスから起きた耳閉感・過敏性腸症候群・易怒・動悸が，補中益気湯加減方で疏肝補脾され，ついで肝腎同源で補腎され全症状が消失。

【患者】 31歳，女性，149cm，37.5kg。

【初診】 X年7月31日

【主訴】 耳閉感・過敏性腸症候群・易怒・動悸・不安発作。

【現病歴】 X－1年11月，新築の家に転居してから過労が続き，引っ越し後1週間耳鳴りが持続・喋ると起こる耳閉感が持続・手足が冷える・温かいものを好む。前回の月経後から吐気・頭痛・倦怠感で寝込んで以来，体調不良が続く。顔色不良。過敏性腸症候群が1年近く続いている・青あざができやすい・軟便。体調不良時，休みを取りながら勤務を継続中。X年2月，夜中に不安発作・動悸が起こり受診した心療内科で安定剤・眠剤を処方され服用中。月経時に頭痛・腹痛がある。易怒。紫外線で口唇が腫れる。夏は足裏がほてり，蒲団から出す。

【既往歴】 16歳で卵巣嚢腫を摘出。毎年夏バテが起こり食欲不振。

【家族歴】 特になし。

【舌所見】 舌質紅，舌苔中央白厚，舌下静脈怒脹。

【脈所見】 沈細稍滑弦，脈拍60/分，血圧96/56mmHg。

【症候分析】
- 過労が続き1週間耳鳴りが持続・喋ると起こる耳閉感が持続・手足が冷える──肝鬱腎虚・腎失精養（肝①-2・腎⑤-1）
- 月経後に吐気・頭痛・倦怠感で寝込んで以来，体調不良──過労傷気・清陽不昇＊　＊陽気虚で体の上部まで陽が届かない。
- 過敏性腸症候群が1年続く──肝旺乗脾（肝①-5）
- 青あざができやすい──脾不統血（脾③-1）
- 食欲不振・軟便──脾気虚→脾虚生湿（脾③-2）
- 温かいものを好む──脾陽虚（脾③-2）
- 不安発作・動悸──肝旺擾心（肝①-4）
- 易怒──肝鬱化火（肝①-3）
- 月経時に頭痛・腹痛がある・16歳で卵巣嚢腫摘出・舌下静脈怒脹──肝鬱血瘀（肝①-1）
- 紫外線で口唇が腫れる──陰虚火旺・脾湿上蒸＊（口唇の湿熱）（腎⑤-2）
  ＊脾虚生湿の湿が上行し，口唇の湿熱の原因となる。
- 舌質紅・舌苔中央白厚──陰虚挟湿
- 夏は足裏がほてり，蒲団から出す──陰虚火旺（腎⑤-2）

【弁証】 肝鬱擾心・肝旺乗脾　脾腎両虚

3-4 肝腎同病　症例 1　31 歳女性

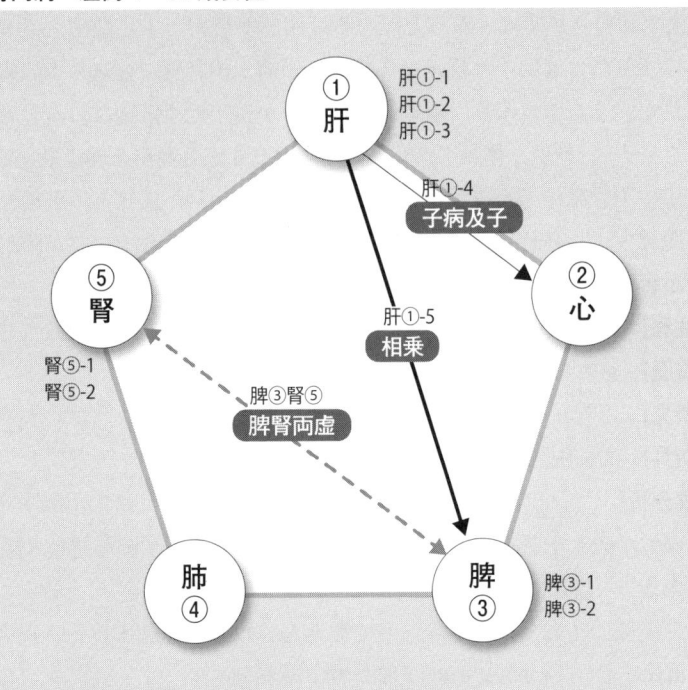

肝①-1：肝鬱血瘀→月経時に頭痛腹痛・16 歳で卵巣嚢腫摘出・舌下静脈怒脹
肝①-2：肝鬱腎虚・腎失精陽→耳鳴り・耳閉感・手足の冷え
肝①-3：肝鬱化火→易怒
肝①-4：肝旺擾心(子病及子)→不安発作・動悸
肝①-5：肝旺乗脾(相乗)→過敏性腸症候群 1 年続く→脾気虚
脾③-1：脾気虚→脾不統血(青あざができやすい)
脾③-2：脾陽虚→温かいものを好む・食欲不振・軟便
　　↑
脾③腎⑤：脾腎両虚
　　↓
腎⑤-1：腎陽虚→手足が冷える・過労続きで 1 週間耳鳴り持続・喋ると起こる
　　　　耳閉感が持続
腎⑤-2：腎陰虚火旺→足裏がほてる・紫外線で唇が腫大

過労傷気・精陽不昇→月経後吐気・頭痛・体調不良

56　第 3 章　相生・相克・相乗・相侮症例の検討

【治法】 補脾疏肝・活血通竅
【処方】 補中益気湯＋柴胡1g，茯苓2g，半夏2g，川芎2g，紅花1.5g，桃仁2g，釣藤鈎4g
【経過】
- X年8月27日：耳閉感・違和感・易怒・足裏のほてり感は減少した。大便正常化。食事が美味しくなった。同処方続服。
- X年10月6日：無理すると悪化する。全般的にかなり改善。いらつき・易怒が減少。耳閉感・違和感が消失。食欲良好。以後，服用量を減らし続服し5カ月後に廃薬。

【考察】
　補中益気湯で脾気を補って肝旺乗脾を抑制するとともに，柴胡・釣藤鈎で疏肝・平肝・熄風，補中益気湯中の当帰で柔肝して肝旺乗脾はほぼ消失した結果，脾虚による軟便・食欲不振・顔色の悪さが改善した。また十分な疏肝・平肝・柔肝，当帰・川芎・紅花・桃仁の活血効果により，肝鬱血瘀も改善し，易怒も著減した。本症例では腎の治療は行っていないが，肝腎同源であることから肝脾の治療のみで耳閉感・違和感等の耳症状，手足の冷感，紫外線による唇の腫れなど腎虚症状も消失した。まさに腎の症状が疏肝・平肝・柔肝で消失した肝腎同源（相生）を利用した治療例である。

［エキス剤を使うなら］

　補中益気湯（1日量の3/3）＋抑肝散加陳皮半夏（2/3）＋桂枝茯苓丸（1/3）

症例2

【要旨】 虚弱体質で，帰宅後1時間寝ないと動けず，易疲労・腹満吐気・便秘・易怒があった。疏肝薬を使わず，附子理中湯・八味地黄丸料・小半夏加茯苓湯の補腎補脾薬投与で，肝鬱が著減して諸症状が消失。
【患者】 15歳，女性，168cm，50kg。
【初診】 X年8月2日
【主訴】 疲れやすい，腹満感・吐き気，異常な冷え性，手掌・足裏の発汗過多。
【現病歴】 疲れやすく下校後は1時間寝ないと動けない，吐き気・便秘にな

りやすい，冷えると腹痛，小学生の頃から夏でも手足が冷たい，足・腰・臀部が冷える，疲れると濃縮尿，緊張で手掌・足裏が発汗過多，口渇はない，高湿度下で体調不良，食欲良好だが食後・空腹時にゲップ・おくびが多い，月経前後は頭痛がひどく肩凝りが強い，嫌なことがあると吐き気があるが3時間で治る，ストレスが多いと感じる，多夢，イライラしやすい，目が充血，目やにが出やすい，易怒，髪の毛が抜けやすい，筋肉がピクピクしやすい，月経が遅れがち，ドライアイ。

【既往歴】 乳児期，夜泣きがひどく鍼灸治療を受けていた。幼稚園時はカゼや気管支炎でほとんど休む。

【家族歴】 祖父：72歳で肝硬変死。

【舌所見】 舌質淡，舌苔白稍乾燥，舌下静脈怒脹。

【脈所見】 沈滑弦，脈拍70/分，血圧114/56mmHg

【症候分析】
- 下校後は1時間寝ないと疲れて動けない──陽気虚弱* *極端な気虚で，下校時には異常な耗気状態。
- 吐き気・便秘になりやすい・冷えると腹痛──脾陽虚（脾③-1）
- 小学生の頃から夏でも手足が冷たい，足・腰・臀部が冷える，疲れると濃縮尿──腎虚寒凝*（腎⑤-1） *強度の腎虚で腎に寒が居すわった状態
- 緊張で手掌・足裏の発汗過多──肝鬱陽阻（陽が阻滞）→発汗（肝①-2）
- 口渇はない・高湿度下で体調不良──陽虚湿滞（腎⑤-1）
- 食後・空腹時にゲップ・おくびが多い──脾虚気滞（脾③-2）
- 月経前後に頭痛がひどい・肩凝りが強い──肝鬱血瘀（肝①-1）
- 嫌なことがあると吐き気がある──肝旺乗脾（肝①-4）
- ストレスが多いと感じる・イライラしやすい・目が充血・目やにが出やすい・易怒──肝鬱化火（肝①-2）
- 多夢──肝旺擾心（肝①-3）
- 髪の毛が抜けやすい・筋肉がピクピクしやすい・月経が遅れがち・ドライアイ──肝血虚（肝①-5）

【弁証】 脾腎陽虚・腎不養肝・肝乗脾虚

【治法】 補腎・健脾・和胃温中

3-4 肝腎同病　症例 2　15 歳女性

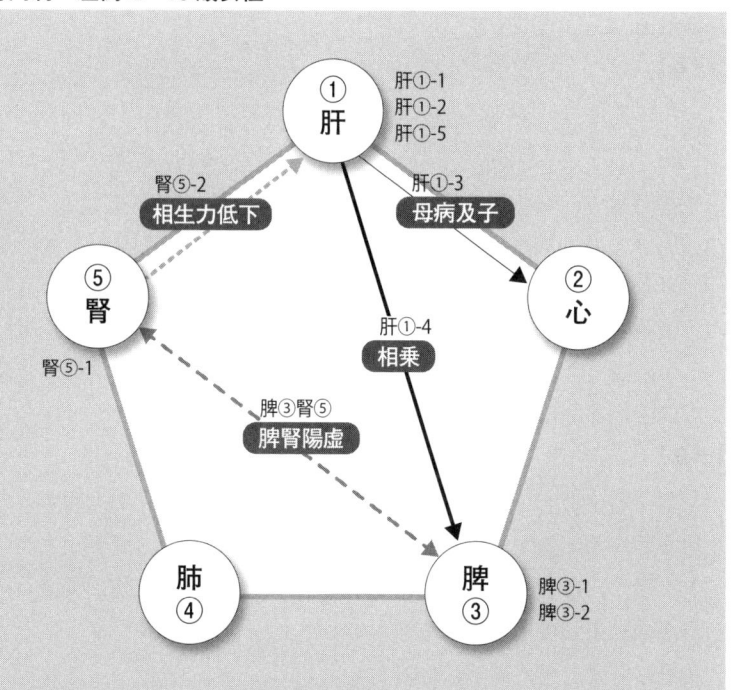

肝①-1：肝鬱血瘀→月経前後に頭痛がひどい・肩凝りが強い
肝①-2：肝鬱化火→易怒・ストレスが多い・イライラしやすい・目が充血・目やにが出やすい
　　　　肝鬱陽阻→発汗（緊張で手掌・足裏発汗過多）
肝①-3：肝旺擾心（母病及子）→多夢
肝①-4：肝旺乗脾（相乗）→嫌なことがあると吐き気がある
肝①-5：肝血虚→髪の毛が抜けやすい・筋肉がピクピクしやすい・月経遅れがち・ドライアイ
脾③-1：脾陽虚→吐き気・便秘・冷えると腹痛
脾③-2：脾虚気滞→食後・空腹時にゲップ・おくび多い
腎⑤-1：腎陽虚→腎虚寒凝→小学生の頃から夏でも手足冷たい・足腰臀部が冷える・疲れると濃縮尿
　　　　陽虚湿滞→口渇がない
腎⑤-2：相生力低下→腎不養肝
脾③腎⑤：脾腎陽虚

【処方】附子理中湯（クラシエ）4g＋八味地黄丸料（ツムラ）4g＋小半夏加茯苓湯（ツムラ）1.5g／日　14日分

【経過】
- X年8月26日：腹部の張り・吐き気が治った。手足の発汗（NRS：10→4），疲労感減少（10→2）。同処方を14日分投与。
- 10月7日：緊張時の手足の発汗をはじめ，腹部の張り・吐き気が劇的に改善した。易怒もかなり軽減し，手足の裏の発汗も著減して非常に元気だと報告があった。夏でも手足の冷えがあったがすっかり消失した。月経時の頭痛は軽減したが残存しているため，これはさらなる疏肝活血薬が必要と考えられる。処方を止めると症状が戻るため，同処方を7カ月間続けてから廃薬とした。

【考察】
　附子理中湯・小半夏加茯苓湯の補脾作用で肝旺乗脾を抑制するとともに，附子理中湯・八味地黄丸の補腎陰陽の作用も加わり，肝腎相生ルートで補肝を助け，特別な疏肝薬を投与せずとも肝鬱関連の症状が著減した。肝腎同源を利用して主に腎陽を補うことによって，また脾を補うことで肝乗を抑制し肝鬱治療に奏効した例である。

3-5　肝心同病

　心と肝は組織的・生理機能的にも密接な関係がある。①肝は全身の筋膜を主り，心は全身の血脈を主る。心と連なる脈隧（掘り下げた道・地中に通じた道）は筋膜の組成部分であることから，構造上は脈隧が両臓に属するという関係である。②肝は筋膜を主り，心包も筋膜の一部であることから，肝と心包も共通して筋膜が関係するため両方とも厥陰に属する。③心が運行する血は肝の疏泄によって調節されており，両臓が協調することによって血脈は正常に運行する。また，心は血を主り，肝は血を蔵することから，肝血が十分にあれば，子臓である心血も保障される。

　解剖学的にも肝臓と心臓はそれぞれ臓器相関がある。たとえば右心不全に伴って時に肝硬変が引き起こされる。また，ストレス（肝）で動悸（心）が

したり，不眠が起こったりするなどである[6]。

症例1

[要旨] チョコレート囊胞手術以来続く下肢痛，ストレスが強く，易怒・動悸・めまい・不眠・耳鳴り・慢性アレルギー性鼻炎がある。囊胞再発に血府逐瘀湯加減投与で，諸症状が著減し囊胞も縮小。

【患者】 48歳，女性，153cm，52kg。

【初診】 X年7月7日

【主訴】 チョコレート囊胞手術以来続く下肢痛，囊胞再発。動悸，めまい，不眠，立ちくらみ，倦怠感，耳鳴り，慢性鼻汁。

【現病歴】 X－2年，子宮筋腫・卵巣囊胞の手術。その後再発し手術を勧められるも拒否し，漢方治療を希望し当院を受診した。手術以来，耳鳴りが続く，眼精疲労・ものが見えにくい。生活環境においてストレスが多く，イライラ・のぼせ・ほてり感・不眠・浅眠・動悸を感じることが多い。ストレスで胃痛・食べると胃が張る。慢性アレルギー性鼻炎があり，疲れると鼻汁が出る，易感冒・夜中に乾咳が出る・過労ストレスで咳が悪化。疲れると呂律が回りにくい感じがする，ときおり脱肛・下痢。もともと虚弱。足が冷える。夜間尿5回，冬は冷えのぼせ・冬でも時に寝汗をかく・足裏は他覚的に冷たいが自覚的には熱感がある・手は温かい・冷飲を好む。不妊治療が無効。目の下のクマが気になる。過去の交通事故でむち打ち症になり，雨天時・寒冷時に腰痛がある。胸脇苦満がある。皮膚・唇の乾燥，足裏がほてる，冬でも冷飲を好む。

【既往歴】 以前から耳鳴り，神経性胃痛がある。29歳時に扁桃摘出術を受ける。それ以来，疲れると偏頭痛と肩凝りが揃って起こり，鼻汁（アレルギー性鼻炎）が出る。幼少時，しもやけになっていた。

【家族歴】 母親：胆石。妹：C型肝炎・子宮筋腫。父親：肝臓がん。

【舌所見】 舌質淡紅紫，舌苔白厚，舌下静脈怒脹。

【脈所見】 沈細無力，血圧94/56mmHg，脈拍64/分。

【症候分析】
● チョコレート囊胞の手術以来続く下肢痛・囊胞再発・子宮筋腫・舌質淡

紅紫・舌下静脈怒脹——肝鬱血瘀（肝①-1）
- 浅眠・動悸・不眠・めまい感——肝旺擾心・血不養心（肝①-2）
- 眼精疲労・ものが見えにくい・脈沈細無力——肝血不足・眼竅失養（肝①-3）
- ストレスが多くイライラ・のぼせ・ほてり感——肝陰血虚・肝陽上亢（肝①-4）
- ストレスで胃痛・食べると胃が張る——肝旺乗脾（肝①-5）
- 夜中に乾咳が出る・過労ストレスで咳悪化・慢性アレルギー性鼻炎・疲労で鼻汁・易感冒——肝火犯肺・肺（衛）気虚（肝①-6）
- 足が冷える・夜間尿5回・冬は冷えのぼせ・寒冷時腰痛——腎虚内寒[*1]・気化減退[*2]（腎⑤-1）　*1 腎陽虚による冷感。*2 腎陽虚の重度気虚による障害。
- 手術以来耳鳴りが続く・不妊治療が無効・冬でも時に寝汗をかく・足裏は他覚的に冷たいが自覚的には熱感がある・手は温かい——肝腎陰虚・肝熱上衝（腎⑤-2）
- 倦怠感・立ちくらみ・疲れると呂律が回りにくい感じがする・ときおり脱肛・下痢・冷飲を好む（少ない陽が上部に存在＝浮陽）——脾気不足・陽気下陥（脾③-1）

【弁証】　肝鬱血瘀・肝旺乗脾・擾心侮肺[*]　*肝が肝火犯肺と肝旺擾心すること。

【治方】　疏肝理気・活血化瘀・清上温下

【処方】　血府逐瘀湯加減（地黄4g、桃仁4g、当帰2g、川芎2g、赤芍2g、牛膝2g、柴胡2g、枳殻2g、桔梗2g、甘草2g、桂枝3g、山茱萸2g、白芍3g、炮附子1g、牡丹皮2g、莪朮3g、山稜3g／日）

【経過】
- X年7月22日：熟睡できるようになり、動悸・めまい感が消失。
- 9月10日：大学病院で8cmだった囊胞が4cmに縮小したと指摘される。イライラ・のぼせ・ほてり感は半減。ふらつきは著減。動悸は消失。胃腸症状は改善。夜中の咳の回数が減る（NRS10→2）
- 11月30日：動悸が消失。よく寝られる。脱肛・寝汗が消失。のぼせ感・ほてり感・足裏のほてりが減少（NRS10→4）。どす黒かった経血色が鮮紅色になった、目のクマが消失、足の冷感が減少（NRS10→5）。舌

3-5 肝心同病　症例 1　48 歳女性

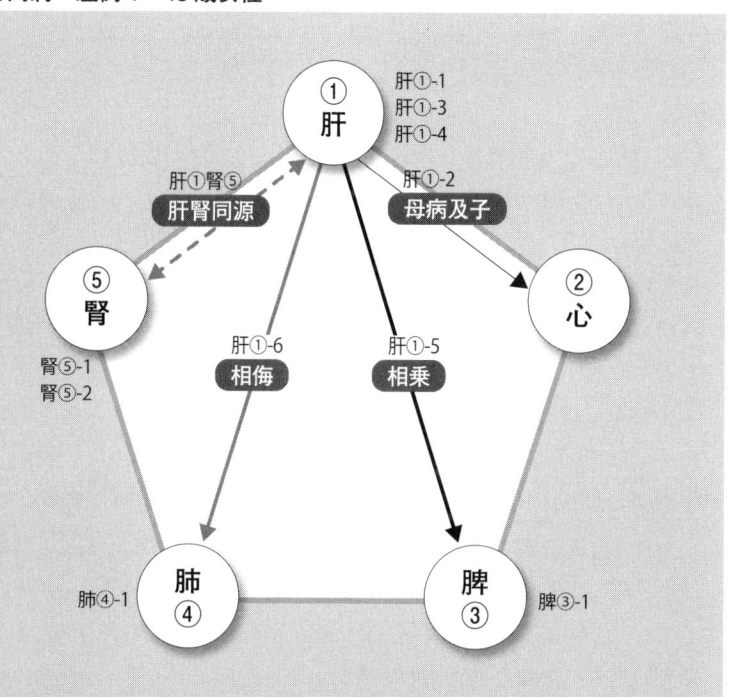

```
                    ①
                    肝         肝①-1
                              肝①-3
                              肝①-4
        肝①腎⑤           肝①-2
        肝腎同源           母病及子
    ⑤                              ②
    腎                              心
腎⑤-1      肝①-6      肝①-5
腎⑤-2      相侮        相乗
              肺        脾
              ④        ③
     肺④-1                  脾③-1
```

肝①-1：肝鬱血瘀→チョコレート嚢胞手術以来続く下肢痛・嚢胞再発・子宮筋腫
肝①-2：肝旺擾心(母病及子)→浅眠・動悸・不眠・めまい感
肝①-3：肝血虚→眼精疲労・見えにくい
肝①-4：肝陰虚・肝陽上亢→ストレス多くイライラ・のぼせ・ほてり感
肝①-5：肝旺乗脾(相乗)→ストレスで胃痛・食べると胃が張る
肝①-6：肝火犯肺(相侮)→肺④-1→肺気虚→夜中に乾咳が出る・過労ストレスで
　　　　咳悪化・慢性アレルギー性鼻炎・疲労で鼻汁・易感冒
脾③-1：脾気陰両虚→倦怠感・立ちくらみ・疲れると呂律が回りにくい感じ・
　　　　ときおり脱肛・下痢・冷飲を好む
腎⑤-1：腎陽虚→足が冷える・夜間尿 5 回・冬は冷えのぼせ・寒冷時腰痛
腎⑤-2：腎陰陽両虚→手術以来耳鳴りが続く・不妊治療無効・時に冬でも寝汗を
　　　　かく・足裏他覚的に冷たいが自覚的熱感ある・手は温かい
肝①腎⑤：肝腎陰陽両虚→肝腎同源

質淡暗，舌下静脈怒脹，舌苔薄。その後，症状は完全に消失したわけではないが，経済的理由で，困った症状が出たときのみ服用する方法に切り替えた。

【考察】
　患者はもともと虚弱であったが，主訴の症状は今回がはじめてで，非常なストレス続きの生活を長年続けたため，肝鬱血瘀から卵巣嚢胞も発生し，肝旺擾心から，動悸・不眠・浅眠・めまい感などが出現したと考えられる。それに対し，血府逐瘀湯加減方を服用して2週間後から改善し始め，肝旺擾心の症状も半減し，2カ月後には略治となり随時服用となった。なお，地黄・牛膝・山茱萸・炮附子で温腎補陰し疏肝を助けた。

　血府逐瘀湯加減方の柴胡で疏肝，地黄・当帰・川芎・白芍で柔肝，枳殻で理気，桃仁・赤芍・牛膝・牡丹皮・莪朮・山稜で活血化瘀，桂枝・山茱萸・炮附子で温腎，牡丹皮・柴胡で上部を清熱・疏肝，桔梗で清肺した。

　安神薬などを使用せず，疏肝活血によって肝旺乗脾とともに肝旺擾心の症状を抑制して，胃症状・動悸・不眠・浅眠・めまい感などの心気虚の症状も改善した。つまり肝を治療して心症状が消失した肝心同病の例である。また，温腎の附子・牛膝，補腎陰の山茱萸・地黄で夜間尿・足の冷感も減少した。

［エキス剤を使うなら］
　芎帰調血飲（1日量の3/3）＋牛車腎気丸（2/3）＋四逆散（1/3）

症例2

[要旨]　強いストレスのある生活で，動悸・手足の冷感・不眠・耳鳴り・首の絞扼感に対し，黄連解毒湯＋補陽還五湯＋補心薬投与は無効で，補中益気湯で補脾，スッポン末で補腎補肝し諸症状が消失して著効した。さらに柴胡加竜骨牡蛎湯追加で完治。

【患者】　52歳，女性，160cm，57kg。
【初診】　X年4月4日
【主訴】　強いストレスで抑うつ感悪化・動悸・手足の冷感・不眠・耳鳴り・首の絞扼感。

【現病歴】 四肢が冷たく冷え性・温かいものを好む・冷えると便秘。雨天時に体調不良・寒冷時に薄い痰が出る。日常的に親の介護で心身とも過労状態・立ちくらみ・無気力・易感冒。強いストレスで容易に動悸・呼吸困難感・手足の冷感・首を絞められる感じ・地面が上下に動く。めまい・ふらつき・耳鳴り・のぼせ感・不眠・浅眠・口乾がある。緊張時に口渇・首から上のほてり感・イライラしやすい・易怒。眼精疲労・爪がもろい・ドライアイ・多夢，物忘れする・不安感がある。検査するも異常ない。肩凝り・締めつけられるような頭痛が続く。ストレスで胃痛・大便少量で硬い・青あざができやすい・胃弱。中耳炎を伴う耳鳴り・足が冷える。

X年4月4日，上記症状に対する漢方治療を希望して受診。補陽還五湯加黄連解毒湯（黄耆6g，当帰3g，赤芍薬2.5g，川芎2.5g，桃仁3.5g，紅花2g，地竜1.5g，黄連1.5g，黄柏1.5g，黄芩3g，山梔子2g／日）を26日間投与したが無効であった。4月中旬に循環器病専門病院にて精査するも一過性高血圧以外の異常はなく，動悸はレスミット®，高血圧はインデラル®で治まった。疲れると補中益気湯で改善したが，ストレス時の症状には無効であった。さらなる治療を希望し5月1日に再診した。以下5月1日の所見である。

【既往歴】 43歳時に子宮全摘出術を受けた後，ときどき動悸・ほてり・耳鳴りがあった。胃痛・腹部膨満感・便秘があった。51歳時の3月，家族で深夜まで議論した後に就寝し，1時間後，動悸・首絞扼感・手足の冷感・低体温（34度），収縮期高血圧180mmHgを来した。某大病院循環器科で精査するも異常ない。安定剤を服用して改善。以前に動悸に効いた手持ちの炙甘草湯エキス，冠心II号方（赤芍4g，川芎4g，紅花1.5g，丹参5g，降香3g）は無効であった。

【家族歴】 夫の両親は2人とも寝たきり状態（詳細不明）。
【舌所見】 舌質稍暗紅，舌苔少，舌下静脈怒脹。
【脈所見】 虚，両尺脈微，脈拍64/分。
【症候分析】
- 四肢冷たく冷え性・温かいものを好む・冷えると便秘──陽虚寒凝（腎⑤-1）・脾陽虚（脾③-1）

3-5 肝心同病

- 雨天時に体調不良・寒冷時に薄い痰が出る──陽虚水氾（腎⑤-2）
- 常時心身ともに過労状態・立ちくらみ・無気力──気虚陽陥（陽気虚弱による下陥）
- 強いストレスで容易に動悸・呼吸困難感・手足の冷感・首を絞められる感じ・地面が上下に動く──肝鬱気逆・肝旺擾心（気逆から発生する不安症状）（肝①-2）
- めまい・ふらつき・耳鳴り・のぼせ感・不眠・浅眠・口乾──水不涵木・肝陽上亢（肝①-3）
- 緊張時に口渇・首から上のほてり感・イライラしやすい・易怒──肝陽上亢（肝①-3）
- 眼精疲労・爪がもろい・ドライアイ・多夢──肝血虚（肝①-5）
- 物忘れする・不安感がある──心血虚（心②-1）
- 肩凝り・締めつけられるような頭痛が続く──肝鬱血瘀（肝①-1）
- ストレスで胃痛・大便少量で硬い・青あざができやすい・胃弱──肝旺乗脾・脾気虚（肝①-4）
- 中耳炎を伴う耳鳴り・足が冷える──腎虚内寒・耳竅失養（腎⑤-1）
- 子宮摘出術を受けた後，ときどき動悸・ほてり・耳鳴りがあった──心腎不交（心②腎⑤）
- 深夜まで議論した後就寝，1時間後に動悸・首絞扼感・手足の冷感・低体温（34度），収縮期高血圧180mmHgで目覚める──肝鬱気逆・肝旺擾心（肝①-2）

【弁証】　腎虚肝鬱・肝乗脾虚・気逆擾心*　　*肝気上逆による心不全症状
【治法】　補腎鎮肝・健脾養心
【処方】　補中益気湯エキス（一元製薬）6g＋スッポン粉末（ミヤコ物産）3g
【経過】

- X年5月4日：諸症状は消失した。10日分服用後，廃薬。
- 8月18日：小康状態を保っていたが，最近倦怠感が強く，前日犬の散歩中に気分が悪くなった。小さな耳鳴り・冷え性が続く。以前の発作を恐れ受診した。疏肝解鬱・瀉火・安神に，柴胡加竜骨牡蛎湯7.5g／日（ツムラ）を追加併用した。3日目から気分が良くなり，以後，見違えるよ

3-5 肝心同病　症例 2　52 歳女性

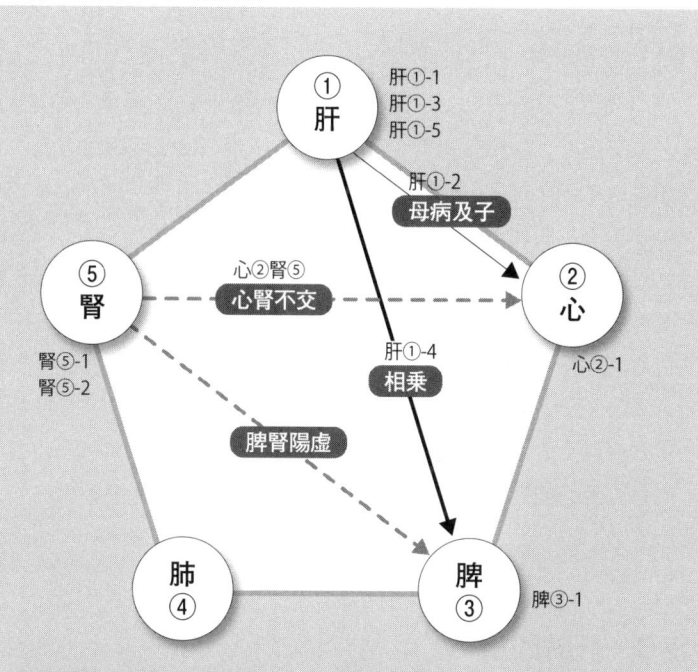

[五行図：肝①、心②、脾③、肺④、腎⑤の関係図。肝①-2 母病及子（肝→心）、肝①-4 相乗（肝→脾）、心②腎⑤ 心腎不交、脾腎陽虚]

肝①-1：肝鬱血瘀→肩凝り・締めつけられるような頭痛
肝①-2：肝鬱気逆・肝旺擾心（母病及子）→強いストレスで容易に動悸・呼吸困難感・手足の冷感・低体温 (34 度)・首を絞められる感じ・地面が上下に動く・収縮期高血圧
肝①-3：肝陽上亢→緊張時に口渇・首から上のほてり感・イライラしやすい・易怒・耳鳴り・不眠・浅眠・口乾
肝①-4：肝旺乗脾 (相乗)→脾気虚→ストレスで胃痛・大便少量で硬い・青あざができやすい・胃弱
肝①-5：肝血虚→眼精疲労・爪がもろい・ドライアイ・多夢
心②-1：心血虚→物忘れする・不安感
心②腎⑤：心腎不交→子宮摘出術を受けた後, 動悸・ほてり・耳鳴り
腎⑤-1：腎陽虚→陽虚寒凝→手足が冷える・冷え性・中耳炎を伴う耳鳴り
　　　↓
腎⑤-2：陽虚水氾→雨天時体調不良・寒冷時薄い痰が出る
脾③-1：脾陽虚→温かいものを好む・冷えると便秘
全体的に気虚陽陥 (陽虚による下陥)

うに元気になり発作がまったく起らなくなった。同処方30日分投与後，廃薬とした。

【考察】

　　43歳時の子宮摘出以来，腎陰陽両虚・肝腎同源で肝陰虚・肝陽上亢もあった。X年4月4日，52歳で受診したとき，生活は慢性的な過度のストレス状態にあり肝鬱気逆・肝旺擾心で，諸症状が出現し，炙甘草湯＋冠心Ⅱ号方，補陽還五湯加黄連解毒湯は無効であった。X年5月1日に，補中益気湯エキス＋スッポン末で完治状態になったのは，補中益気湯で脾気を補って肝旺乗脾を抑えて疏肝を助け，さらにスッポン末によって肝腎を補ったことで，肝陰が補われ，肝陽上亢・肝気上逆・肝旺擾心が消失したためと考えられる。X年8月18日に再発の前触れを感じ，さらに柴胡加竜骨牡蛎湯を追加併用することによって，疏肝解鬱・瀉火・安神が追加され，肝鬱気逆・肝旺擾心も著減した結果，完治状態となった。子宮全摘が遠因を作ったと考察する。

3-6　肝脾同病

　　肝の疏泄機能は気血津液の流通と調節に影響を与え，脾の運化機能は気血津液の生化と輸布に影響を与えるため，気血津液は肝・脾と密接に関連するといえる。両臓に病変が発生すると様々な病態を形成する。たとえば，ストレスが続き，肝気鬱結（肝鬱）・情緒不安定・易怒の状態が改善することなく継続すると，肝気が横逆して消化器症状が出現し，いわゆる「肝（木）旺乗脾（土）」を呈する。

　　現代医学的には，機能性胃腸症状などと呼ばれる神経性胃炎が肝脾同病にあたる。また，肝硬変患者が出血性胃炎や胃・十二指腸潰瘍を合併することもよく経験するところである。

症例1

[要旨]　自家中毒で腹痛下痢を来した後から，頻繁に気持ちが悪いと訴える子供が，抑肝散加陳皮半夏で訴えが消失。

【患者】　6歳，女児，115cm，19kg。
【初診】　X年2月4日
【主訴】　容易に不快感（吐き気？）を来す。
【現病歴】　もともと丈夫で食欲があり，外交的で物怖じしない。胃は丈夫で間食の多い子供であった。6歳2カ月のとき自家中毒で嘔吐・腹痛を起こし，点滴にて治癒した。それ以来，頻回に気持ちが悪いと言う（恐らく吐気：このときの記憶がトラウマとなり，ちょっとしたストレスでこれを思い出し，肝鬱を引き起こし，肝気犯胃で嘔気を催したと推定）。また気分転換させるとすぐに消失していた。温かいものを好む，不安になりやすい，環境の変化を感じやすくストレスと感じることは多いように見受けられる。大便は固く便秘になりやすい。
【既往歴】　6歳2カ月のときに自家中毒症によって嘔吐・下痢を来した。環境の変化にとても敏感で，感情のコントロールが効かない。問題なければとても元気である。
【家族歴】　母親：不眠症で薬を服用。
【舌所見】　舌質淡紅，舌苔白微黄，舌下静脈軽度怒脹。
【脈所見】　稍細，脈拍80/分。
【症候分析】
- 不安になりやすい・環境の変化を感じやすく，ストレスと感じることは多いように見受けられる──肝鬱から心神不寧（傾向）（肝①-1）
- 頻回に気持ちが悪いと言う──肝気犯胃（肝①-2）
- 気分転換させるとすぐに改善──肝鬱の消失に引き続き肝気犯胃の消失
- 大便は固く便秘になりやすい──気滞腸阻*（肝①-2）　*肝鬱気滞から肝旺乗脾となり脾の気滞が起こり便秘となる。
- 温かいものを好む──脾陽虚（脾③-1）
- 舌質淡紅，舌苔白微黄，舌下静脈稍怒脹──血瘀

【弁証】　肝旺乗脾・心神不寧
【治法】　疏肝健脾・鎮驚寧神
【処方】
- 処方①：抑肝散加陳皮半夏（ツムラ）4.5g/日

3-6 肝脾同病　69

3-6 肝脾同病　症例1　6歳女児

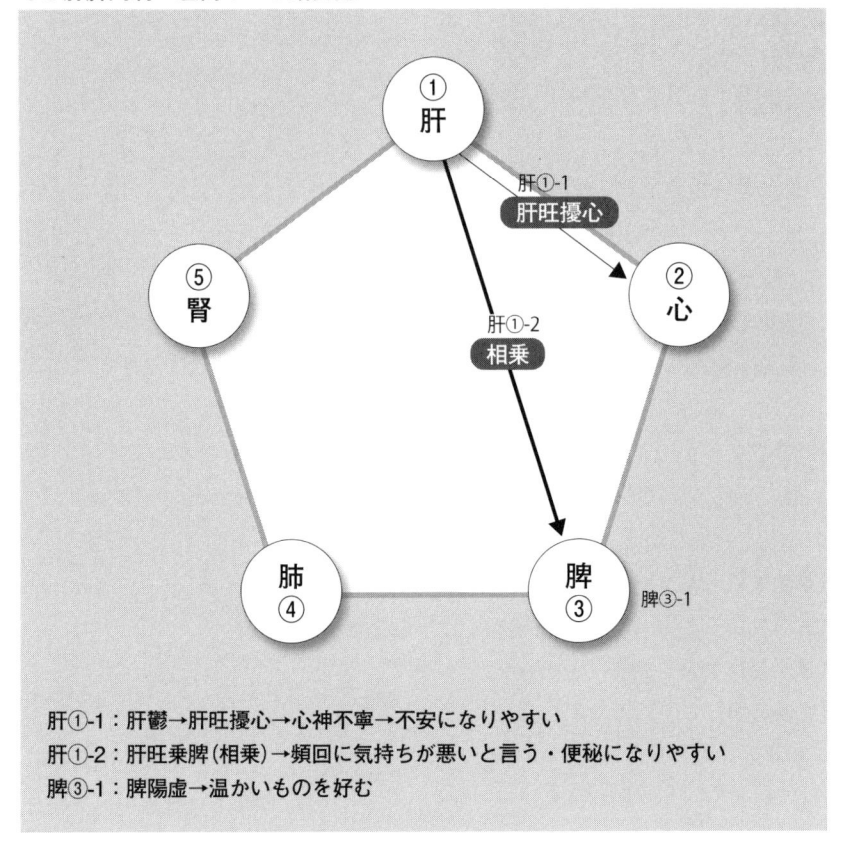

肝①-1：肝鬱→肝旺擾心→心神不寧→不安になりやすい
肝①-2：肝旺乗脾（相乗）→頻回に気持ちが悪いと言う・便秘になりやすい
脾③-1：脾陽虚→温かいものを好む

● 処方②：桂枝加竜骨牡蛎湯（ツムラ）1.5 g ＋スッポン末（堀江生薬）1 g

【経過】　処方①を投与して2週間後には主訴は軽減し，2カ月後には消失，廃薬とした。しかし，以前から感情のコントロールが利かず，母親に対し泣き出すと止まらないのは変わらなかった。これは生来からある心神不寧の傾向が治癒してないことを示す。X年4月3日，処方②を処方して2週間後には改善し，4カ月で無症状となり廃薬とした。

【考察】
　自家中毒による嘔吐・腹痛の記憶がトラウマとなり，ストレスを感じるたびに容易に自家中毒時を思い出し，気持ち悪い（吐き気：肝旺乗脾）と

感じるようになったと推察した。抑肝散加陳皮半夏の平肝熄風・疏肝健脾ですみやかに軽減し，2カ月後には完全に消失した。恐らくちょっとした記憶がストレスになったものであるため，すみやかな改善がみられたものと考察した。

しかし，本処方も，泣き出すと止まらないという生来ある心神不寧の傾向には無効であった。そこで桂枝加竜骨牡蛎湯で安神柔肝し，スッポン末の滋腎補精で肝腎同源から補肝・柔肝を助け，母子関係によって心への安神効果も補助した結果，感情のコントロール不良も消失した。

症例2

【要旨】娘が遠方に嫁いだことがストレスとなり，肝旺乗脾が起こり過敏性腸症候群を発症したが，芎帰調血飲で疏肝補脾，半夏瀉心湯で補脾を助けてすみやかに消失した。

【患者】58歳，女性，149cm，51kg。

【初診】X年5月7日

【主訴】便秘・下痢の繰り返し。胃の膨満感。下腹部痛。

【現病歴】1年前に娘が遠方に嫁いだ後から体調が悪くなり，便秘や軟便を繰り返すようになった。胃・腹の膨満感，下腹部のガス充満感とともに渋るような痛みが続く。食欲はある。子宮筋腫がある。突然肩凝りが悪化・頭痛が起きてくる，この状態は一度出現すると1週間続く。ゲップはない。口内乾燥感があり，熱いお茶をよく飲む・口渇はない・冷たいものは飲みたくない。胃腸科を受診し，過敏性腸症候群と診断された。夜間尿1〜2回，以前から足は冷たいが，就寝後異様な足先の冷感がある。ときおり腰痛・耳鳴りが起きる。4年前に閉経したにもかかわらず，最近は就寝後に，ときおりほてり感が数分続く。寝付きはよいが多夢。顔色が白い。

【既往歴】昔から，春先に花粉症が出て耳鼻科で薬をもらっている。疲れると，肩凝り・頭痛が起こってくる。胃腸は弱いほうである。

【家族歴】父：B型肝炎による肝硬変で70歳で死亡。

【舌所見】舌質稍暗紅，歯痕，舌苔白微黄。

【脈所見】稍滑弦，脈拍72/分，血圧138/86mmHg。

3-6 肝脾同病　症例 2　58 歳女性

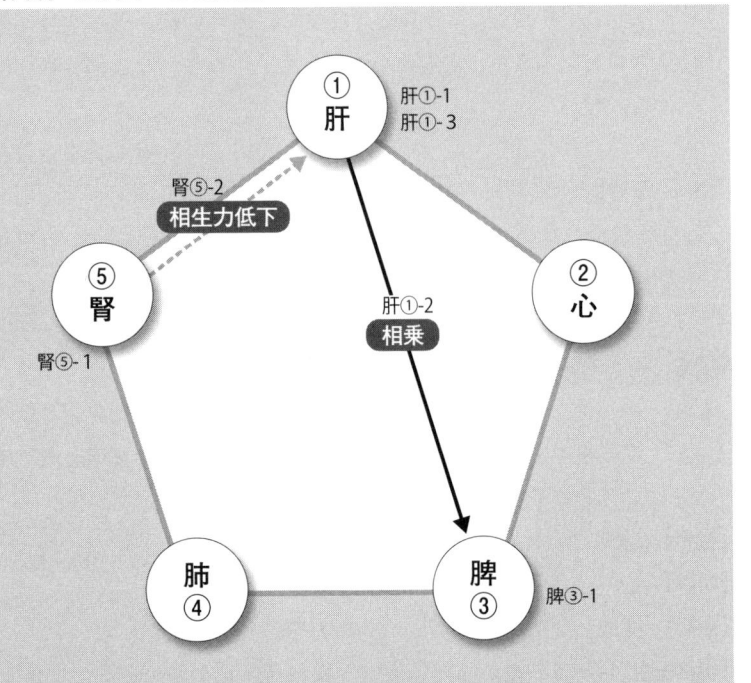

肝①-1：肝鬱血瘀→突然肩こりが悪化・頭痛が起きてくる・子宮筋腫がある
肝①-2：肝旺乗脾（相乗）→娘が遠方に嫁いだ後，便秘や軟便を繰り返す・胃腹の膨満感・下腹部のガス充満感とともに渋るような痛みが続く・過敏性腸症候群
肝①-3：肝血不足→寝付きはよいが多夢。顔色白い。
脾③-1：脾陽虚→口内乾燥感があり，熱いお茶をよく飲む・口渇なし・冷たいものは飲みたくない
腎⑤-1：腎陽虚→夜間尿 1 〜 2 回，以前から足は冷たいが就寝後に異様な足先の冷感がある，ときおり腰痛・耳鳴りが起きる
腎⑤-2：腎陰虚→腎不養肝→肝陰虚→肝陽上亢→最近就寝後たまにほてり感が数分続く

【症候分析】
● 娘が遠方に嫁いだ後，便秘や軟便を繰り返す，胃・腹の膨満感，下腹部のガス充満感とともに渋るような痛みが続く，過敏性腸症候群の診断──肝旺乗脾（肝① -2）

- 突然肩凝りが悪化・頭痛が起こってくる・子宮筋腫がある──肝鬱血瘀（肝①-1）
- 熱いお茶をよく飲む・口渇はない・冷たいものは飲みたくない──脾虚生寒（脾陽虚から生じる脾の冷え）（脾③-1）
- 夜間尿1〜2回，以前から足は冷たいが，就寝後に異様な足先の冷感がある，ときおり腰痛・耳鳴りが起きる──腎陽虚（腎⑤-1）
- 最近，就寝後に時にほてり感が数分続く・口内乾燥感──水不肝木・陰虚火旺（腎⑤-2）
- 寝付きはよいが多夢・顔色が白い──血不養心（陰血不足による）（肝①-3）

【弁証】 肝旺乗脾・寒熱挟雑* *腎陽虚による冷えと，腎陰虚による熱が混じる。
【治法】 疏肝健脾・活血調中* *血流を活発にして胃腸を整える。
【処方】 芎帰調血飲（クラシエ）4.5g／日＋半夏瀉心湯（コタロー）1.5g／日 14日分処方
【経過】 X年5月21日：便秘・軟便の繰り返し，膨満感などの過敏性腸症候群症状が完全に消失したので廃薬とした。
【考察】
　娘が遠方に嫁いだ寂しさがストレスとなり，肝旺乗脾によって脾虚症状である過敏性腸症候群が現れたが，処方を2週間服用して消失した。寂しさによるストレスで肝旺乗脾の症状である過敏性腸症候群は，芎帰調血飲の香附子によって肝経を理気解鬱，烏薬によって行気散寒温腎し，川芎・当帰・牡丹皮・益母草によって活血し，川芎・当帰・熟地黄によって柔肝し，白朮・茯苓・甘草・大棗によって補脾和中して肝旺を抑制した。半夏瀉心湯は少量投与であるが除痞除満の効果で，肝旺乗脾・肝鬱による気血不和と寒熱挟雑が改善された結果だと考えられる。

3-7　肝肺同病

　肝の昇発作用は腎陰の涵養作用と肺気の粛降作用の影響を受ける。肺は肝を相克し，腎は肝を相生することで協調して調和を保っている。

現代医学的にも肝臓と肺臓の臓器相関が認められている。たとえば①慢性肝疾患の患者で，肺内微細動静脈の拡張形成によって肺症候群が引き起こされる。肝疾患患者で呼吸困難を訴えるのは肝肺症候群が疑われる。②ストレスで声が出なくなる。③ストレス持続で，鎮咳薬等が無効な慢性咳嗽が続く。④前述の『蕉窓雑話』では，肺自体に対する治療が無効で，ストレス蓄積により発生した蓄膿症を疏肝薬（四逆散加減方）で治療している。

症例 1

- 【要旨】 カゼも引いていないのに長年続いていた咳が，加味逍遥散・甘麦大棗湯で消失。
- 【患者】 52 歳，女性，161cm, 62kg。
- 【初診】 X 年 7 月 2 日
- 【主訴】 更年期でもあり，ホットフラッシュに悩む。ストレスを感じることが多く，対人恐怖症・パニック障害で外出できない。緊張で動悸・息切れ・発汗・めまい・ふらつきが起こる。カゼを引いていないのに数年来慢性の咳が続く。
- 【現病歴】 数十年前から別居中の父親が，最近老人性痴呆症となり，それが原因で旧知の女性から嫌がらせを受け，以後，対人恐怖症・パニック障害が起きた。外出しようとしたり，緊張したりすると動悸・息切れが出現して外出できなくなる。この頃から，以前からある易疲労・アレルギー性鼻炎・花粉症・鼻閉・乾咳が悪化した。安定剤の服用で口渇がある。最近は月経不順，更年期の発汗過多・易怒・イライラ・のぼせ・ほてり感・手掌や足裏のほてり・寝汗・多夢・不安感・脱毛しやすい・爪がもろいのに悩んでいる。もともと冷え性で，冬は手足が冷えしもやけになる・冷えると体調が悪くなるなどに困っている。頭重感がある・雨の日や湿度の高いときは体調が悪い。食欲がなく油ものを食べると嘔き気がする。ドグマチール®3T，セミラン 3T，ソラナックス®2T，フルボキサミン®2T を服用中にもかかわらず上記症状が続く。月経前にいらつきがひどい。
- 【既往歴】 小学校時代，友人・教師からも家族の病気のことが原因でいじめられうつ状態だった。18 歳時，パニック障害で完治に 5 年かかった。幼少

時，頻回に扁桃腺炎に罹患。アレルギー性鼻炎，花粉症，カゼを引いていなくても鼻閉・乾咳がある。ピリン系解熱鎮痛剤使用禁止である。

【家族歴】 母：リウマチで数年前から寝たきり状態。父：老人性痴呆症。妹：リウマチで全身関節痛がある。

【舌所見】 舌質紅稍暗，胖大，一面に裂紋，舌苔白厚。

【腹部所見】 胸脇苦満。

【脈所見】 左右とも重按無力，脈拍78/分，血圧130/76mmHg。

【症候分析】
- 外出しようとしたり，緊張したりすると動悸・息切れ・発汗・めまい・ふらつきが起こる――肝気鬱結・肝旺擾心（肝①-1）
- カゼを引いていないのに慢性の咳がある。従来からあるアレルギー性鼻炎・花粉症・鼻閉・乾咳が悪化――肝相侮肺（肝火犯肺）（肝①-3）
- 食欲がない・油ものを食べると吐き気がする――肝旺乗脾（肝①-2・脾③-1）
- 更年期の発汗過多・易怒・イライラ・のぼせ・ほてり感・手掌や足裏のほてり・寝汗――陰虚火旺（肝①-4）
- 不安感・脱毛・爪がもろい――肝血虚（肝①-5）
- もともと冷え性・冬は手足が冷えしもやけになる・冷えると体調が悪くなる――腎陽不足・内寒凝阻＊　＊陽虚により全身が冷える（腎⑤-1）
- 頭重感・雨の日や湿度の高いときは体調が悪い――腎虚湿停（腎虚水氾：**附表5**参照）（腎⑤-2）

【弁証】 肝旺擾心・肝相侮肺（肝火犯肺）・陰虚火旺

【治法】 疏肝清上・緩急安神

【処方】 加味逍遥散（ツムラ）7.5ｇ＋甘麦大棗湯（ツムラ）7.5ｇ

【経過】
- X年7月22日：息ができないくらいの鼻閉がましになってきた。浅眠が続くが精神的にかなり楽である。西洋薬3錠を2錠に減量。調子が良いので同処方を継続。
- 8月20日：長年続いた咳がほぼ消失し，気分も楽になった。患者は「加味逍遥散は咳によく効きますね」と報告。パニック発作はよほどショッ

3-7 肝肺同病　症例1　52歳女性

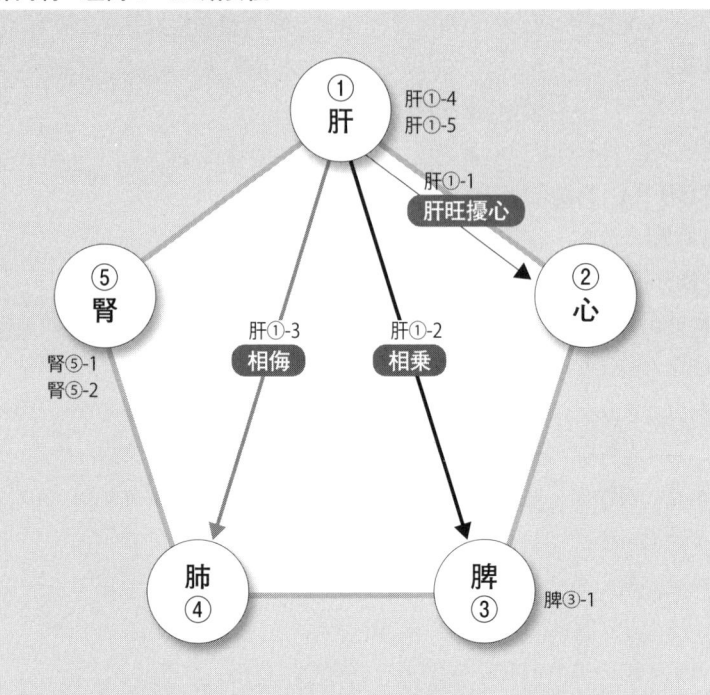

肝①-1：肝鬱→肝旺擾心→外出しようとしたり，緊張で動悸・息切れ・発汗・めまい・ふらつきが起こる
肝①-2：肝旺乗脾（相乗）→食欲がない・油ものを食べると吐き気
肝①-3：肝火犯肺（相侮）→カゼを引いていないのに慢性の咳がある。従来からあるアレルギー性鼻炎・花粉症・鼻閉・乾咳が悪化
肝①-4：肝鬱化火→傷陰→陰虚火旺→更年期の発汗過多・易怒・イライラ・のぼせ・ほてり感・手掌や足裏のほてり・寝汗→肝擾動心→多夢
肝①-5：肝血虚→不安感・脱毛・爪がもろい
脾③-1：脾気虚→油ものを食べると吐き気
腎⑤-1：腎陽虚→生来冷え性・冬は手足が冷えしもやけになる・冷えると体調が悪くなる
腎⑤-2：腎虚水汜→頭重感・雨天時や多湿時は不調
肺④-1：肺気虚

クなことがないかぎり現れない．以後，処方を継続して症状は安定して現在に至る．

【考察】
　肝鬱が高じて肝相侮肺が起こり，鼻閉・咳が続いていたが，加味逍遥散＋甘麦大棗湯で疏肝・緩急・安神して肝鬱が減少したことによって，肝相侮肺が減少し鼻閉・咳嗽などの肺症状が著減した．相変わらず外出はできず，パニック発作もまだときおり出現する．陰虚火旺に対する治療を追加して，さらなる改善をしなければならない．

症例 2

[要旨]　両親の介護負担が増え，肩凝り・頭痛・耳鳴り・喘息発症・動悸・息切れ・胃もたれ・ゲップ発症例に，炙甘草湯合芎帰調血飲加減で疏肝清肺・補心健脾して著効．

【患者】　54歳，女性，162cm，56kg．

【初診】　X年4月12日

【主訴】　息苦しさ，咳，胃もたれ．

【現病歴】　両親の介護負担が増えるとともに，X－1年11月から息苦しさ・咳でテオドール®1Tを飲んでいた．呼吸器科で細気管支炎と診断され，ジルテック®を服用中にもかかわらず，息苦しさ・咳が続く．思わず深呼吸することが増えている・花粉症がずっとある．夏，運動しても発汗しない．X－1年10月から，人混みに行くと部位移動性の重痛い頭痛がある，介護ストレスが多い，肩凝りが強い．寝付きが悪い・浅眠・一度目覚めると寝付きにくい．小さな耳鳴りがある．胃腸の調子と連動した動悸・息切れがある，胃もたれ・ガス・ゲップ，皮下出血が多い．温かいものを好む・冷えると下痢をする．大便は毎日ある．尿回数5〜6回/日．幼少時にしもやけ．やや寒がり．

【既往歴】　20代と妊娠中に円形脱毛症に罹患．20代は月経痛が強度．感冒に罹りやすい．出産後，のぼせ・ほてり・微熱が半年間続いた．左半身の痛みがあったが，やがて消失した．40代からアトピーがずっと続いていた．13歳で初潮，50歳で閉経．

【家族歴】　父：腹部大動脈瘤破裂，74歳で肺がん手術後健在．母：卵巣がん，

2年前の78歳時に肺小細胞がんを抗がん剤・放射線療法で治療後健在。子供2人。

【舌所見】 舌質淡紅，舌苔薄白，舌下静脈稍怒脹。

【脈所見】 細滑無力，左関脈稍弦，脈拍63/分，不整脈，血圧116/58mmHg。

【腹部所見】 軽度の胸脇苦満。

【症候分析】
- 人混みに行くと部位移動性の重痛い頭痛がある。介護でストレスが多い・肩凝りが強い──肝鬱絡瘀（肝鬱による経絡の血瘀）または肝鬱血瘀（肝①-1）
- 寝付きが悪い・浅眠・一度目覚めると寝付きにくい──肝旺擾心（肝①-2）
- 胃もたれ・ガス・ゲップ──肝気犯胃（肝①-3）
- 胃腸の調子と関係する動悸・息切れがある──子（脾）盗母（心）気・心気虚（脾③-2）
- 皮下出血・温かいものを好む・冷えると下痢をする──脾不統血・脾陽不足（脾③-1）
- 介護負担が増えてからジルテック®服用中にもかかわらず，息苦しさ・咳が続く・思わず深呼吸していることが増えている・花粉症がずっとある──肝相侮肺（肝火犯肺）・肺衛気虚（肝①-4）
- 運動しても発汗しない──肺虚失宣（肺衛気虚により汗腺機能不全）
- 小さな耳鳴りがある──肝腎不足・腎失清養（肝①腎⑤）

【弁証】 肝鬱血瘀・肝相侮肺・肝旺乗脾・子（脾）盗母（心）気

【治法】 疏肝清肺・補心健脾

【処方】 炙甘草湯合芎帰調血飲加減（炙甘草湯＋柴胡2g，香附子2g，烏薬2g，陳皮2g，川芎2g，益母草1.5g，牡丹皮2g，黄耆3g，白朮2g，茯苓2g）/日

【経過】
- X年4月25日：息苦しさや咳は消失。動悸は減った。
- 7月8日：同処方を服用してさえいれば息苦しさ・咳・動悸は消失したままである。
  以後，同処方を服用していれば問題ないため送付継続。X＋1年からは

3-7 肝肺同病　症例2　54歳女性

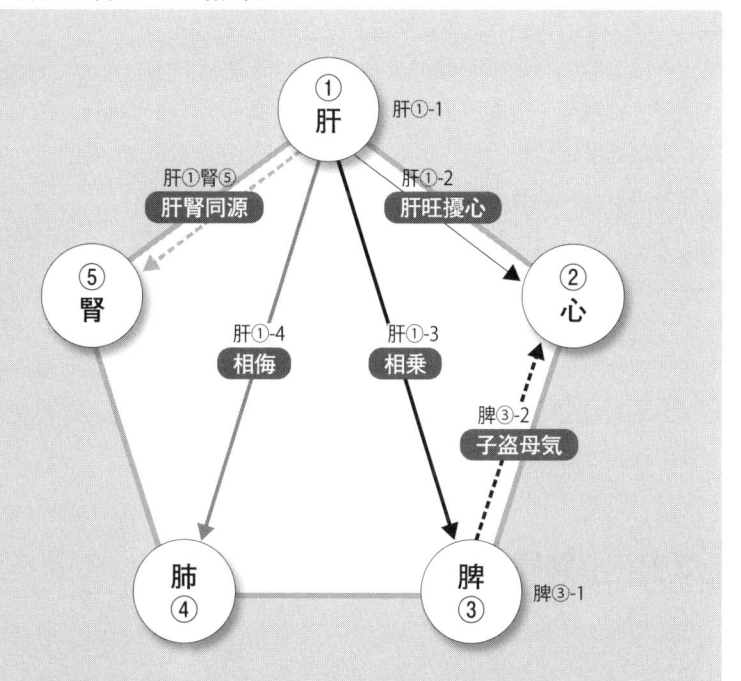

[五行関係図：肝①、心②、脾③、肺④、腎⑤。肝①-1、肝①-2 肝旺擾心、肝①-3 相乗、肝①-4 相侮、肝①腎⑤ 肝腎同源、脾③-1、脾③-2 子盗母気]

肝①-1：肝鬱血瘀→人混みに行くと部位移動性の重痛い頭痛がある・介護でストレスが多い・肩凝りが強い

肝①-2：肝旺擾心→寝付きが悪い・浅眠・一度目覚めると寝付きにくい

肝①-3：肝気犯胃（相乗）→胃もたれ・ガス・ゲップ

肝①-4：肝相侮肺・肝火犯肺（相侮）・肺気虚→介護負担が増えてからジルテック®服用中にもかかわらず，息苦しさ・咳が続く・思わず深呼吸していることが増えている・花粉症がずっとある

脾③-1：脾陽気虚→皮下出血・温かいものを好む・冷えると下痢する

脾③-2：子（脾）盗母（心）気・心気虚→胃腸の調子と関係する動悸・息切れ

肝①腎⑤：肝腎同源→ストレス→腎気虚→小さな耳鳴りがある

半量服用で継続。X＋2年からは体調が悪いときのみ服用で現在に至る。過労によって動悸がときどき出るが息苦しさ・咳は消失したままである。

【考察】
　西洋薬治療が効かなかった咳や息苦しさなどの喘息症状が，2週間の処

方服用で消失している。患者は介護負担が増え，大変なストレスを訴えていた。つまりストレス負荷状態がずっと続くうちに，肝相侮肺が起こりX－1年11月から喘息が悪化してきたと考えられる。ストレスには処方中の，柴胡・香附子・烏薬・陳皮・川芎・益母草・牡丹皮で疏肝・理気・活血し，肝鬱が慢性化したことによる肝火犯肺の喘息症状には，麦門冬・地黄・阿膠のある炙甘草湯が奏効したと考えた。

また，本症例の最も新しい症状である肝相侮肺の喘息症状が疏肝で最初に消失したのは当然と考えられる。動悸は処方を服用してさえいれば消失していることから，基本的に心気虚があるものと考えられる。胃腸と関係して動悸がすると自覚しているのは，「子（脾）盗母気（心）」かも知れない。ストレス悪化で脾虚が起こって動悸が起こる可能性も考えられる。今後の検討課題である。

3-8 心肺同病

心肺は膈上に同居し上焦に属する。肺は気を主り衛に属し，衛は脈外をめぐり，心は血を主り営に属し，営は脈中をめぐる。心血は上がって肺に朝り，肺気は下がり脈に注ぐ。気血営衛は相互に依存し協調する。

現代医学でも心臓と肺には臓器相関がみられる。たとえば，慢性閉塞性肺疾患（COPD）では心不全リスクが増加するが，非喫煙でもこの関連は明らかであると報告されている。また，鬱血性心不全にCOPDが合併することはよく経験する[8]。

症例1

[要旨] 肥大型心筋症に補心・補腎活血の炙甘草湯合冠心Ⅱ号方合八味地黄丸料加減方の投与が，歩行時の息苦しさに著効。

【患者】 72歳，女性，160cm，55kg。

【初診】 X年1月29日

【主訴】 歩行時の息苦しさ。

【現病歴】 高血圧で降圧剤を服用中。寝付きが悪いためハルシオン®を0.25

錠服用。数年来，食後歩くと息苦しくなる。ストレスが強いと眠れない。多夢。足に静脈瘤がある・ラジオ体操を10年前からやり出して肩凝りが軽減。目が疲れやすく充血，背中が痒いことがある。ときおり立ちくらみ・紫斑ができやすい。冷たいものを好まず，腹や足が冷えやすく，夏でも靴下を履いて寝る。夜間尿1回・足が冷えるとつる・こむら返りが起きやすい。足裏がほてる。下腿前面がむくむ・水はあまり飲みたくない。

【既往歴】 39歳時に右卵巣嚢腫を切除。幼少時に結核性肺門リンパ腺炎で1年休学。40歳頃から突然息苦しくなり動悸することがあった。肥大型心筋症と診断される。45歳で閉経。52歳頃から下腿前面がむくむ。12歳で初潮。若い頃は月経痛で寝込んでいた。

【家族歴】 母：肺がんで56歳で死亡。父：80歳でペースメーカーを入れ，92歳で死亡。兄弟6人は健在。子供1人。

【生活歴】 煙草・酒は飲まない。

【舌所見】 舌質紅，無苔，舌下静脈稍怒脹。

【脈所見】 弦滑有力，左右とも尺稍弱，脈拍72/分，血圧150/76mmHg

【症候分析】
- 食後歩くと息苦しくなる——心肺気虚（心②-1・肺④-1）
- 多夢——心血不足・血不蔵神（心②-2）
- 寝付きが悪い・心配事があると寝られない——肝旺擾心（肝①-1）
- 舌質紅・無苔，脈弦滑有力・目が疲れやすく充血・背中が痒いことがある——陰虚内燥（陰血不足による血燥）（肝①-3）
- 右卵巣嚢腫・足に静脈瘤がある・ラジオ体操を10年前からやり出して肩凝り軽減・舌下静脈やや怒脹——肝鬱血瘀（肝①-2）
- ときおり立ちくらみ・紫斑ができやすい——脾不統血（脾③-1）
- 冷たいものを好まない——脾陽虚（脾③-2）
- 腹や足が冷えやすい・夏でも靴下を履いて寝る・夜中一度排尿・足が冷えるとつる・こむら返りが起きやすい——腎虚生寒（腎陽虚による冷え）（腎⑤-1）
- 足裏がほてる——腎陰虚・陰虚火旺（腎⑤-2）
- 下腿前面がむくむ・あまり水は飲みたくない——陽虚水停*（腎⑤-1）

＊陽虚水汎のこと
- 【弁証】 心肺両虚・心相侮腎・水停瘀阻
- 【治法】 補心温腎・活血通絡
- 【方剤】 炙甘草湯合冠心Ⅱ号方合八味地黄丸料加減方（炙甘草湯＋茯苓3g，山茱萸3g，牡丹皮3g，川芎2g，降香2g，柴胡2g，紅花1.5g，丹参3g，黄耆3g，当帰3g，陳皮2g）
- 【効果の判定】 歩行時の息苦しさのレベルを症状スコアで表す。無効：0，稍良い：1，良い：2，かなり良い：3（2と4の間），非常に良い：4のスコア（S）で表した。

【経過】
- X年2月24日：やや良い（S1）。以後0.5日分/日服用。
- 4月2日：以前より元気になった（S2）。血圧安定（130/80mmHg）。ときおり動悸がある。以後0.4日分/日服用。
- 6月17日：調子が良い（S3）。以後0.35日分/日。
- 7月29日：7月中旬，熱中症で下痢が続いた。以後0.33日分/日服用。
- 9月11日：S3。以後0.32日分/日服用。
- X＋1年：1年間の服用量は平均0.23日分/日であったが，S3が継続した。
- X＋2年・X＋3年：服用量は0.17日分/日でS3が継続した。血圧も安定。
- 検査結果：X＋3年4月10日（Creat 0.94, BNP 37.6），5月8日（Creat 0.9, BNP=80.9），6月4日（Creat 0.89, BNP=68.1）。多忙な日の夜は，足がむくみ，押さえるとへこむことがときどきあるが翌朝には消失している。

【考察】
　X年以降は処方少量継続で，自覚的には非常に有効である。BNPは異常高値のままであるが，経済的理由と，症状が改善したままであるため服用量を増やしていない。そのためBNPへの効果は不明である。治療前は心陽虚による歩行時倦怠感・動悸・息切れがあったが，補心陰陽の炙甘草湯，補腎陰陽の八味地黄丸加減が著効した。

　五臓間の相乗・相侮の関係は，五臓がすべて密接な関係にあることを示す。この例は最初に心陽虚となり，その邪が心が相克する肺に伝わり（心相乗肺），息苦しさが出現して以来継続していた（心肺同病：心肺気虚）。

3-8 心肺同病　症例1　72歳女性

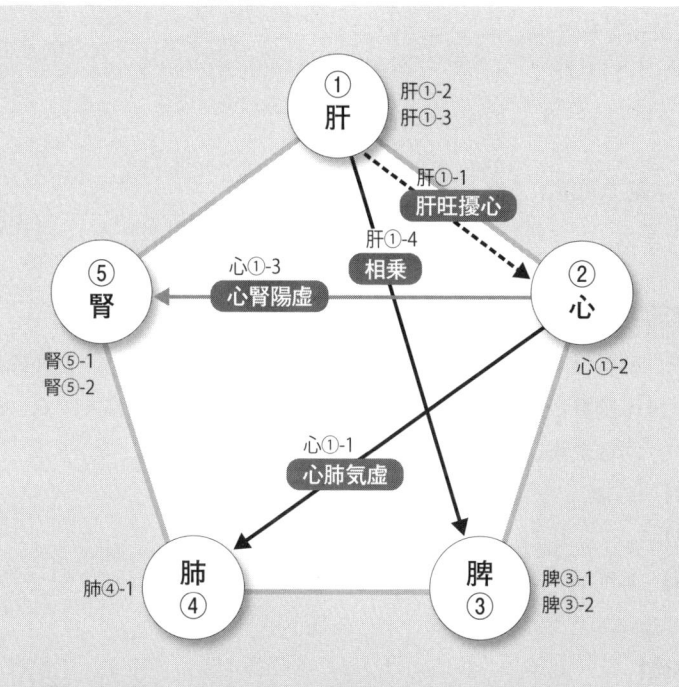

肝①-1：肝鬱→肝旺擾心→寝付き悪い・心配事あると寝られない
肝①-2：肝鬱血瘀→右卵巣嚢腫・足に静脈瘤がある・ラジオ体操を10年前からやり出して肩凝り軽減・舌下静脈やや怒脹
肝①-3：肝陰虚→陰虚内燥・舌質紅・無苔・脈弦滑有力・目が疲れやすく充血・背中が痒いことがある
肝①-4：肝旺乗脾(相乗)→脾③-1
心②-1：心肺気虚(心相乗肺)→食後歩くと息苦しくなる
心②-2：心血不足・血不蔵神→多夢
心②-3：心腎陽虚(相侮)→以前から下腿前面が浮腫む・あまり水は飲みたくない
脾③-1：脾気虚→脾不統血→ときおり立ちくらみ・紫斑ができやすい
脾③-2：脾陽虚→冷たいものは嫌い
肺④-1：肺気虚
腎⑤-1：腎陽虚→腎虚生寒→腹や足が冷えやすい・夏でも靴下を履いて寝る・夜中一度排尿・足が冷えるとつる・こむら返りが起きやすい→陽虚水汜→下腿前面がむくむ
腎⑤-2：腎陰虚→陰虚火旺→足裏がほてる

特に肺への専用処方を使うことなく，少量の炙甘草湯と八味地黄丸の補心腎陽によって，歩行時の息苦しさに著効した。本症例では，心症状が相侮によって腎に伝わり腎陽虚水泛による浮腫が出現した。もう少し服用量を増やせばときおり夜に出現する足の浮腫も改善するものと推察する。

[エキス剤で代用するなら]
炙甘草湯（1日量の 2/3）＋八味地黄丸（2/3）＋桂枝茯苓丸（1/3）

症例2

[要旨] 感冒後，稀薄排痰が続き，昼間・夜中も数回排痰するために起きる。不整脈合併。炙甘草湯＋小青竜湯＋八味地黄湯加減方にて，排痰量・回数激減して QOL が著明に改善。

【患者】 65歳，男性，177cm，88kg。

【初診】 X 年 2 月 22 日

【主訴】 鼻咽頭から口内に多量の分泌物流入が継続している。夜中に数回排痰するため起きなければならず，睡眠不足。

【現病歴】 X－6年，心筋梗塞でバイパス手術を受けて以来，不整脈が続き，心機能は 30％と言われている。利尿剤・ワーファリンを服用中だが，手術以来左足下腿に多少の浮腫が持続。低体温（35.5度）で以前に比べ冷えを感じるため，昨年より厚着である。発汗しにくい・たまに刺激性嘔吐がある・便秘気味・頭に瘙痒感がある・ふけが多い。意識的に飲水量を多くする。もともと胃腸は丈夫。

　2年前の感冒後から咽頭に違和感があり，排痰が持続。鼻・上顎の奥がチクチクし，そこから分泌物がどんどん流れて排痰が続く（午前中＞午後）。耳鼻科では炎症が持続していると言われた。1年前から，飲食物が口内に入ると，それが刺激となりどんどん透明な鼻汁が分泌され，30〜60分に一度排痰する。夜中に排痰のため数回起きる。鼻咽喉刺激感・口内乾燥感も持続。

【既往歴】 小児喘息。13歳のときに急性腎炎，20年前から高血圧で服薬中，眼底出血を起こして以来一部見えにくい。X－6年に心筋梗塞でステント

を入れて以来，左耳鳴が続く。ワーファリン服用中で紫斑が多い。X－6年に歯の補綴物(ほてつぶつ)が取れて以来，歯周病が続く。

【家族歴】　父：80歳時に喉頭がんの放射線治療，85歳で死亡。母：40歳で乳がん手術，82歳で死亡。4人兄弟。長兄は50歳前に脳梗塞。半身不随で寝たきり状態が続き，70歳時に死亡。次兄は胃がん手術，弁膜症で死亡。

【舌所見】　舌質淡暗，舌苔白厚，舌下脈絡怒脹なし。

【脈所見】　細無力，脈拍68/分，不整。

【腹部所見】　腹力軟，軽度の胸脇苦満がある。

【症候分析】
- 6年前の心筋梗塞でバイパス手術をして以来不整脈が続く・心機能は30％と言われている――心気虚・血脈閉阻（心気虚のため血瘀となりやすい状態）（心②-1）
- 2年前の感冒後から咽頭に違和感・排痰持続。鼻・上顎奥がチクチクしそこから分泌物がどんどん流れて排痰が続く・鼻咽喉に刺激感・耳鼻科では炎症持続を指摘される。1年前から飲食物が刺激となりどんどんと透明な鼻汁が分泌され，30～60分に一度排痰。夜中に排痰のため数回起きる・舌苔白厚・便秘気味――心虚肺寒（心気虚のため肺臓が寒邪を受けて起こる病変）・痰飲外溢（痰飲伏肺）（**附表4**の寒邪犯肺参照）（心②肺④）
- 便秘気味――肺大腸表裏の関係・肺気不通（肺④-1）
- 手術以来，左足下腿の軽度浮腫が持続・以前に比べ冷える・低体温・発汗しにくい――陽虚水停・瘀阻脈絡（心腎相侮）（心②腎⑤）
- 刺激性嘔吐がある――肺失粛降・胃気上逆（肺④-2）
- 瘙痒感がある・ふけが多い――肺虚風侵（肺④-3）

【弁証】　心相乗肺・肺寒飲溢（寒飲伏肺）

【治法】　補心温肺・散寒化飲

【方剤】
- 処方①：炙甘草湯（ツムラ）
- 処方②：小青竜湯＋茯苓6g，肉桂2g，麻黄2g，炮附子1g
- 処方③：清肺湯（ツムラ）＋桂皮3g，山薬2g，山茱萸3g，沢瀉5g，

炮附子 1 g，地黄 4 g，黄耆 5 g

【効果の判定】 症例 1 に準じて，無効：0，稍良い：1，良い：2，かなり良い：3（2 と 4 の間），非常に良い：4 とスコア（S）表記。

【経過】
- X 年 2 月 22 日：処方①＋②を処方。
- 3 月 16 日：処方①＋②で鼻汁がドロッとなり，粘稠な液が溜まるようになった。鼻の違和感が改善（S0 → 1），歯周病はレーザー治療で改善した。食後に鼻汁分泌・耳鳴りはややまし（S0 → 1），イライラが改善（S1 → 2），体重が 1 kg 減少。冷感不変のため，処方①＋処方②＋地黄 4 g，山茱萸 3 g，山薬 2 g，沢瀉 5 g，炮附子 1 g に変法。
- 3 月 31 日：夜中の排痰回数が 1〜2 回に激減。鼻汁が減って粘稠となり，鼻咽分泌物が減る（S1 → 2〜3）。意識して飲水服用を止めたせいか，体重が 1.5 kg 減少。脈・舌・腹象は同じ。（紙面の都合で経過が同じ部分は省略）。
- 4 月 28 日：痰がコロッとしてきた。夜中の鼻汁にさらなる改善はない。排痰後，鼻粘膜乾燥のせいか痛む。体重 86.4 kg。おそらく原因病巣に炎症があるのだろうと言われた。処方①は不変。処方②を③に変更（処方①＋処方③）。利尿剤のためクレアチニンが高いと言われているので黄耆 5 g を追加した。
- 以後の経過：受診ごとに改善傾向を認めているが，完治ではない。X＋2 年 1 月 31 日現在，排痰量は S3 に改善。夜中に排痰なく夜中の覚醒は消失。鼻咽喉頭の乾燥感も S3 に改善持続している。

【考察】
　最初の心筋梗塞に対するステント挿入術の 4 年後，感冒後の肺失宣肺である鼻咽喉症状が出現した。心臓は正常の 30％しか機能していないと言われており不整脈があった。以上より典型的な心相乗肺と考えた。

　炙甘草湯投与にて心気・肺陰が補われ心相乗肺力が減弱した。さらに小青竜湯・肉桂・麻黄・炮附子によって肺腎が補われて温まり，水飲の停滞が減少したため，鼻汁分泌が減少し，痰が粘稠になった。しかし冷感が残存するため，八味地黄丸加減としたところ分泌物がさらに減少したものの，耳鼻科医に排痰後の鼻咽喉痛が炎症のためだと指摘されたため，処方②を

3-8 心肺同病　症例2　65歳男性

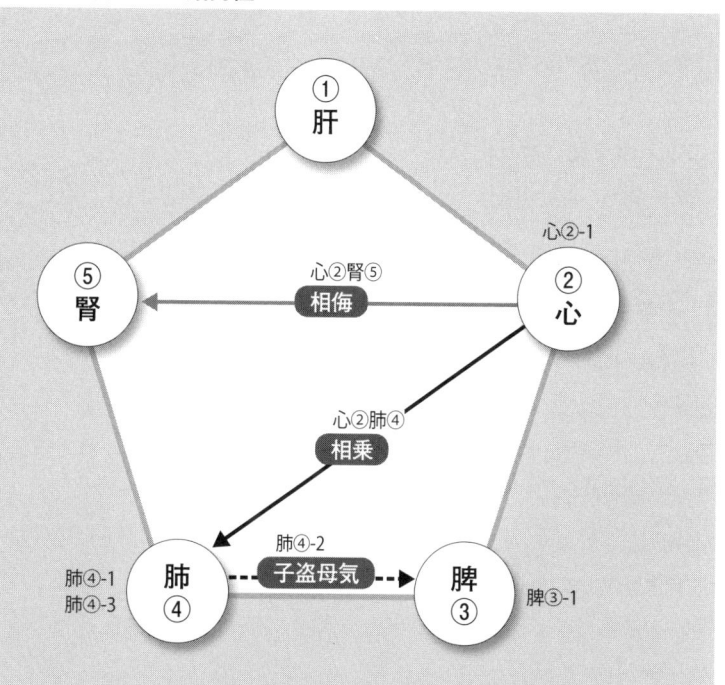

```
          ①
          肝

  ⑤              心②-1
  腎 ←──相侮──→   ②
       心②腎⑤    心

              心②肺④
              相乗

        肺④-2
  肺④-1  肺 ←─子盗母気─→ 脾  脾③-1
  肺④-3  ④               ③
```

心②-1：心気虚→6年前の心筋梗塞でバイパス手術をして以来不整脈続く・心機能は30%

心②肺④：心肺気虚→心虚肺寒・痰飲伏肺→2年前の感冒後から咽頭に違和感・排痰持続。鼻・上顎奥がチクチクしそこから分泌物がどんどん流れて排痰が続く・鼻咽喉に刺激感・耳鼻科では炎症持続を指摘される。1年前から飲食物が刺激となりどんどん透明な鼻汁が分泌され，30〜60分に一度排痰。夜中に排痰のため数回起きる・舌苔白厚・便秘気味

心②腎⑤：心腎陽虚（陽虚水停・瘀阻脈絡・心腎相侮）→手術以来，左足下腿の軽度浮腫が持続・以前に比べ冷える・低体温・発汗しにくい

肺④-1：肺大腸表裏→肺気不通→便秘

肺④-2：肺脾相生→子（肺）盗母（脾）気→胃気上逆→刺激性嘔吐

肺④-3：肺虚風侵→頭に瘙痒感あり，ふけが多い

処方③清肺湯＋八味地黄丸料加減とした。以後，諸症状は改善し続けており，処方構成が適合していると考えた。舌下静脈に怒脹がないのは，ワーファリン常用のためだと考えられる。

[エキス剤を使うなら]
炙甘草湯（1日量の2/3）＋清肺湯（2/3）＋八味地黄丸（2/3）

3-9 心腎同病

心腎同病の病態は，陰虚・陽虚・心腎不交の3種類が考えられる[10]。心腎陰虚では，多夢・不眠・不安感・のぼせ・焦燥・腰痛・耳鳴りなどの症状が現れる。心腎陽虚では，動悸・息切れ・四肢の冷え・さむけ・浮腫・尿量減少などが生ずる。

現代医学的にも，心臓と腎臓の臓器相関はみられ，①心不全患者はGFR（糸球体濾過量）の低下する確率が高い。慢性心疾患における重要な増悪因子は腎機能障害である。②慢性腎疾患の重要な死因は心臓病合併である[9]などがみられる。

今回は，心腎不交について以下に述べる。

症例1

【要旨】 動悸・のぼせ・就眠不良・足の冷え・腰痛のある患者で，月経周期変調，手掌・足裏に発汗のある症例に，黄連解毒湯＋加味逍遥散＋桂姜棗草黄辛附湯加減ですみやかに改善。

【患者】 51歳，女性，153cm，52kg。

【初診】 X年6月25日

【主訴】 動悸，のぼせ，就眠不良，夏でも足が冷える，腰痛。

【現病歴】 4カ月前に，健康診断で高血圧を指摘された。子宮の周りが分厚くなっていると言われた。以来，降圧剤を服用している。月経周期は規則的な25日周期であったが，4月に月経が2回あった。黄体ホルモン異常を指摘された。目が充血・頸椎が熱い。夏は顔・背中に大発汗する。最近寝

付きにくくなった。頭に霞がかかった感じがする。動悸・のぼせ感・ふらつき・目の充血・緊張すると手がほてる・手掌や足裏の発汗がある。ふとんに入ると耳内にジーという音がして寝付きにくい，冷え性で夏でもクーラーをつけない。夏でも足が冷える・腰がだるい。天気が悪いと気分不良で降雨を予知できる。神経を使うと肩が凝り，のぼせ感を来す。家族とのトラブルがあり，極まるとめまいで倒れそうになる。心配事があると下痢をする。飲食は熱いものがよい・年中熱いお茶を飲んでいる。9・10月頃から脱毛が起きやすい。

【既往歴】 45歳頃から高血圧と診断された。同時に高脂血症（コレステロール216mg／dL）も判明。もともと丈夫だが，冬にカゼを引きやすい。その他，血液検査値はコレステロール以外現在に至るまで正常範囲内。

【家族歴】 母：高血圧症。母の兄弟姉妹中数人が胃がん。子供2人。

【生活歴】 煙草は吸わない。機会飲酒。

【舌所見】 舌質やや紅，舌苔少。

【脈所見】 滑細無力，脈拍60／分，血圧148/78mmHg。

【症候分析】

- 子宮の周りが分厚くなっている・規則的だった月経周期が4月には月経が2回あり黄体ホルモン異常を指摘された──血海空虚＊（肝①-2・肝①腎⑤）＊加齢による子宮機能不全の意味。
- 目が充血・頸椎が熱い・夏に顔や背中に大発汗・頭に霞がかかった感じ・動悸・のぼせ感・最近高血圧を指摘された・ふらつき・就眠不良・手掌や足裏に発汗・トラブルが極まるとめまいで倒れそうになる──陰虚火旺（肝①-1）
- ふとんに入ると耳内にジーという音がして寝付きにくい──虚火上擾心神＊（肝①-3）＊陰虚熱が頭部に作用して耳鳴りや就眠不良を引き起こす状態。
- 神経を使うと肩凝り・のぼせ感を来す──肝鬱血瘀・肝鬱化火（肝①-2）
- 心配事で下痢する──肝旺乗脾（肝①-4）
- 9・10月頃から脱毛が起きやすい──肝腎不足・髪失血養（血不潤髪）＊（肝①腎⑤）＊肝血虚で脱毛を来す状態。
- 冷え性で夏もクーラー不使用・夏でも足が冷える・腰がだるい──陽虚

3-9 心腎同病　89

寒凝（腎⑤-1）
- 飲食は熱いものがよい・年中熱いお茶を飲んでいる――中虚生寒（脾陽虚で中焦が冷えた状態）（脾③-1）
- 天気が悪いと気分不良で降雨を予知できる――陽虚湿阻経絡*（脾③腎⑤）＊陽虚で湿が経絡を阻滞した状態

【弁証】　陰虚火旺・心腎不交・肝脾不和
【治法】　補腎清心・疏肝和脾
【方剤】
- 処方①：加味逍遥散4.5g＋黄連解毒湯4.5g＋桂姜棗草黄辛附湯（桂枝湯0.8g／日，麻黄附子細辛湯1.2g／日：ツムラ）
- 処方②：柴胡加竜骨牡蛎湯＋黄連2g，山梔子3g，牡丹皮1.5g，乾地黄3g，黄柏1g，知母3g，炮附子2g，ベトナム桂皮3g，山茱萸2g，山薬2g，川芎2g／日

【経過】
- X年6月25日：処方①を7日分処方。
- 7月1日：なんとなく調子が良い。処方①を30日分投与。
- 8月9日：改善傾向のため処方①を30日分送付。
- 10月22日：以前のように健康診断に行って，血圧が異常に上がった。高血圧に対し処方②に変法。（以下，症例の使用生薬は栃本天海堂製。）
- 11月19日：血圧が落ち着いてきた。
- 12月17日：血圧の変動がなくなった。夜の寝付きが良くなった。動悸が消失。のぼせ感が減少。足は冷えるが異様な冷たさが減った。目の充血・ストレスで倒れそうになる感じが減少。以後処方②を1日分を2日で服用。
- X＋1年2月・3月・4月・5月：悪化することなく経過し，血圧も安定している。1日分を2.5日で服用した。
- 6月17日：足の冷えもなく，腰痛も消失，就眠は良好で熟睡している。全症状がほぼ消失し，快適に過ごせている。30日分請薬して休薬。

【考察】
　動悸・のぼせ感・ふらつき・寝付きにくい・手掌や足裏の発汗・目の充血状態・脈細無力であることから心陰不足があり，高血圧は陰虚火旺が原

3-9 心腎同病　症例1　51歳女性

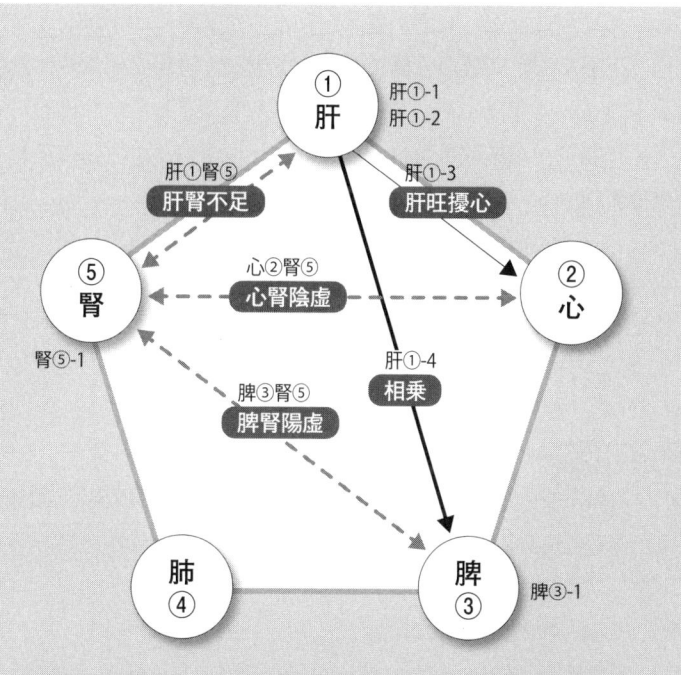

```
          ① 肝
       肝①-1
       肝①-2
  肝①腎⑤        肝①-3
  肝腎不足        肝旺擾心
  ⑤         心②腎⑤
  腎         心腎陰虚      ② 心
            肝①-4
            相乗
      脾③腎⑤
      脾腎陽虚
  腎⑤-1
       肺         脾
       ④         ③
                脾③-1
```

肝①-1：肝鬱化火→肝陰虚→陰虚火旺→目が充血・頸椎が熱い・夏に顔や背中に大発汗・頭に霞がかかった感じ・動悸・のぼせ感・最近高血圧を指摘された・ふらつき・就眠不良・手掌や足裏発汗・トラブル極まるとめまい感

肝①-2：肝鬱血瘀＋肝①腎⑤(肝腎不足)→血海空虚→子宮の周囲肥厚・規則的だった月経が4月に2回・黄体ホルモン異常・9, 10月頃から易脱毛
肝鬱血瘀悪化→肝鬱化火→神経を使うと肩凝り, のぼせ感を来す

肝①-3：肝旺擾心→虚火上擾心神→ふとんに入ると耳内にジーと音がして寝付きにくい

肝①-4：肝旺乗脾(相乗)→心配事で下痢する

肝①腎⑤：肝腎同源→肝腎不足

脾③-1：脾陽虚→中虚生寒→温かいものが好き・年中熱いお茶を飲んでいる

腎⑤-1：腎陽虚→陽虚寒凝→冷え性で夏でもクーラー不使用・夏でも足が冷える・腰がだるい

心②腎⑤：心腎陰虚(心腎不交)→動悸・のぼせ感・高血圧・ふらつき・就眠不良・手掌足裏発汗

脾③腎⑤：脾腎陽虚→陽虚湿阻経絡→天気が悪いと気分不良で雨を予知できる

因と考えられる。夏でも足が冷たい・腰がだるい・耳内にジーと音がして寝付きにくいことから腎虚が考えられる。いずれにせよ，心と腎は正常に交通しておらず，黄連解毒湯で心熱をさまし，腎陽虚に対し桂姜棗草黄辛附湯が作用して腎陽を補い，心と腎の異常を矯正して，結果的に心腎相交して，比較的早期に改善が得られた。加味逍遥散で疏肝したことも，肝心の虚熱を清熱し，心腎交通を助けたと考えられる。

次に，健康診断時に再び血圧が上がり処方変更を希望したため，疏肝鎮心安神の柴胡加竜骨牡蛎湯を主体にした。黄連・山梔子・牡丹皮・乾地黄が心熱をさまし，知母が清熱を助け，炮附子・肉桂が温腎することにより心腎交通させ，比較的すみやかな結果が得られた。

症例 2

[要旨] 心腎不交の症状である就眠不良・不眠・多夢・足の冷え・腰痛の女性が，温腎益心の附子理中湯・疏肝和胃活血の当帰芍薬散・桂枝茯苓丸服用ですみやかに回復。

【患者】 33歳，女性，160cm，55kg。

【初診】 X年7月17日

【主訴】 寝付きが悪い，不眠，多夢，腰痛，足の冷え，寒がり。

【現病歴】 帝王切開で出産後，ときおり，めまい・立ちくらみ・不眠・多夢がある。疲れやすい・重度の肩凝り・頭痛が起きてくる。腰痛があり，寒がりで足先が冷たい。春に鼻水とくしゃみが頻発する花粉症になる。冷えたり油ものを食べると下痢をする。もともと軟便。ストレスから胃痛が起こる。産後5kg体重が増加し最近は易発汗となる。月経は規則的だが，月経痛がひどい。

【既往歴】 幼少時より腸が弱く，よく下痢をした。

【家族歴】 父：狭心症で60歳で死亡。母・姉：健在。妹：バセドウ病完治。

【舌所見】 舌質淡滑，舌苔薄白，舌下静脈怒脹。

【脈所見】 滑細，重按無力，脈拍60/分，血圧96/50mmHg。

【症候分析】

● 疲れやすく重度の肩凝り，肩凝りから頭痛が起きてくる——肝鬱血瘀（肝

① -1）
- ストレスから胃痛が起こる――肝旺乗脾（肝① -2）
- 帝王切開で出産後，ときおり，めまい・立ちくらみ・不眠・多夢がある――心血虚→心不蔵神（心② -1）
- 寝付きが悪い・不眠・多夢・脈重按無力――心気虚・心血虚（心② -1）
- 冷えたり油ものを取ると下痢をする・もともと軟便である――脾虚寒凝，脾不昇清（脾③ -1）
- 春に鼻水・くしゃみが頻発する花粉症――肺失宣粛→痰飲伏肺（肺④ -1）
- 腰痛があり，寒がりで足先が冷たい――腎虚生寒＊（腎⑤ -1）
  ＊腎陽虚により寒がる。
- 帝王切開で出産後易発汗・産後 5kg 体重増加――気虚痰湿（気虚中満）
- 月経痛がひどい――脾腎陽虚→寒凝気滞→気滞血瘀

【弁証】 脾腎陽虚・心肝血虚・神魂不安（心神不寧）・（心腎不交）
【治法】 温腎益心・柔肝和脾・化瘀安神
【方剤】 処方①：人参湯 2g＋附子末 1g（クラシエ）＋当帰芍薬散 2g＋桂枝茯苓丸 2g／日服用（ツムラ）

【経過】
- X 年 7 月 17 日：処方①を 20 日分投与。
- 9 月 6 日：寝付きが良くなり，夢見が著減。めまい・立ちくらみが消失。軟便が改善して普通便となり，肩凝りが消失。さむけが消失。胃痛も半減。油ものを少し食べても下痢していたのが治癒。さむけ・足先の冷えが消失。処方①を 20 日分投与。
- X＋1 年 1 月 10 日：ほとんどの症状が消失したが，過労時に疲れが残ったり，寝付きが悪くなることがあるので，処方①を 10 日分だけ請薬。以後廃薬。

【考察】
　人参湯により温中摂血して脾を温め，肝旺乗脾を抑制し，結果的に脾腎相克ルートで補腎を助け，心脾相生ルートで補心を助け，当帰芍薬散で柔肝・補心し補心血に寄与し，川芎・当帰，桂枝茯苓丸などの活血作用が相乗的に作用し，心血虚の改善に寄与した。同時に附子・桂枝が温腎して腎

3-9 心腎同病　症例2　33歳女性

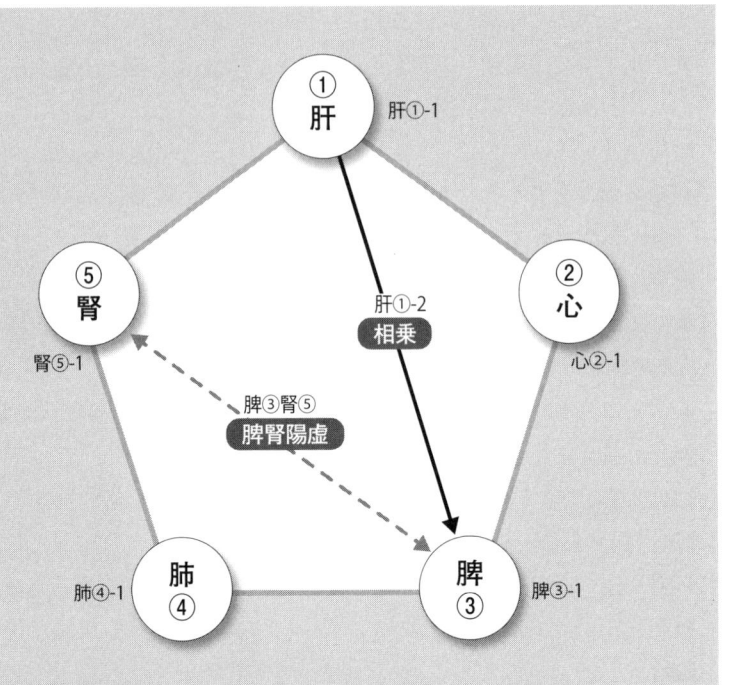

肝①-1：肝鬱血瘀→疲れやすく重度の肩凝り・肩凝りから頭痛が起きてくる
肝①-2：肝旺乗脾（相乗）→ストレスから胃痛が起こる
心②-1：心血虚・心気虚→心不蔵神→帝王切開で出産後，ときおり，めまい・立ちくらみ・不眠・多夢
脾③-1：脾陽虚→脾虚寒凝→脾不昇清→冷えたり油もの摂取で下痢・もともと軟便
腎⑤-1：腎陽虚→腎虚生寒→腰痛があり，寒がりで足先が冷たい
肺④-1：春に花粉で肺失宣粛→痰飲伏肺→鼻水・くしゃみ頻発
脾③腎⑤：脾腎陽虚
気虚→気虚中満→産後5kg体重増加
　　　→帝王切開で出産後易発汗

機能が回復し心腎交通に寄与した。直接には心の気血を補う薬を投与していないが，心腎相生ルートを使って治療したものである。

3-10 脾腎同病

脾腎間には以下のような関係がある。

①脾は穀気の本，腎は元気の根で両臓とも気の生化に関連する。

②血の生化：脾が運化する水穀の精微は血の材料で，腎の気化作用によって水穀は精に変化し，精から血を化生する。

③水液の運行：脾は水湿の運化を主り，腎は水を主る。水液の体内循環には腎の気化と脾の運行が必須である。

④相互扶助：脾は腎陽の温煦作用によってその機能を発揮し，腎は脾の運化で得られた精微物質から腎精を生成する。

以上，脾・腎二臓は気血の生成と輸布に必須の臓であり，脾を「後天の本」，腎を「先天の本」という。脾か腎に病変が発生すると，経過とともに脾腎陽虚か脾腎陰虚になることが多い。

脾と腎の解剖学的五臓である胃と腎臓の臓器相関については，以下のような報告がある。作成した慢性腎不全ラットでは，胃粘膜上皮細胞の変性や脱落が起こり広範な基底膜の露出が観察され，防御因子の減弱が観察されたというものである。また粘膜増殖能の低下が示唆されたことから，慢性腎不全時の防御因子の減弱は，粘膜増殖能の障害が主因であることが示唆された[10]。

症例 1

【要旨】 腰痛とともに便秘が出現したが，腰痛が治まるとともに便秘も改善した症例で，10年前からの皮膚瘙痒・冷え性・就眠不良・多夢に対し，当帰飲子＋治頭瘡一方＋炮附子・肉桂・桃仁で，皮膚瘙痒感は略治。残存する脾虚症状に加味帰脾湯加減法投与で紫斑消失するも食欲不振・ゲップが残存。八味地黄丸加減法の補腎陽追加で食欲不振，ゲップなど脾症状が消失。

【患者】 79歳，女性，145cm，41kg。

【初診】 X年4月25日

【主訴】 ゲップが多い・皮膚瘙痒症・足の冷え。

【現病歴】 X年2月から，背中から腰にかけて非常に痛く，かがめなかった

のが下半身を温めてしばらく治まった。同時にあった便秘が腰痛治癒とともに消失。3年前にも同様の症状があった。尿回数10回/日・1年前から足の冷えを感じる・足関節の調子が悪い・冷え性・発汗は夏に顔面のみ・冷えると体調不良。X年2月に貧血を指摘され鉄剤を服用中で，寝付きが悪く多夢である・不安感・口渇があるが水はあまり欲しくない・胃弱・食欲がない・ゲップがよく出る・寒冷時に天ぷらを食べると下痢をする・温かいものを好む・気になることがあると動悸する。毎日40分歩いている。10年以上前から皮膚瘙痒症。月経がある間は月経痛がひどかった・レバー状の血塊があった。

【既往歴】 もともと虚弱。18歳で結核に罹患。20歳で結婚し4人出産。49歳で閉経。

【家族歴】 父：72歳で脳溢血死。母：84歳で脳出血死。

【舌所見】 舌質淡暗，舌苔白厚・乾燥，舌下静脈怒脹。

【脈所見】 滑・稍細・無力，血圧148/72mmHg。

【症候分析】

- X年2月から，背中から腰にかけて非常に痛く，かがめなかった。同時に便秘があった。下半身を温めて治まる・同時にあった便秘が腰痛治癒とともに消失──腎寒脾滞（脾腎両虚）（脾③腎⑤）
- 尿回数10回/日・1年前から足の冷えを感じる・足関節の調子が悪い・冷え性・発汗は夏に顔面のみ・冷えで体調不良──腎虚内寒（腎⑤-1）
- 貧血を指摘された・就眠不良・多夢・不安感──心血虚・心不蔵神（心②-1）
- 温かいものを好む・寒冷時に天ぷらを食べると下痢をする──脾陽虚・脾不昇清（脾③-1）
- 胃弱・食欲がない・ゲップがよく出る──肝旺乗脾（肝①-3）
- 10年以上前から皮膚瘙痒症──血燥生風
- 月経がある間は月経痛がひどかった・レバー状の血塊があった──寒凝血瘀（肝①-1）
- 気になることがあると動悸を感じるがすぐに治る──肝旺擾心（肝①-2）
- もともと虚弱──腎気虚弱（腎⑤-1）

【弁証】 心血不足・血燥生風・脾腎陽虚
【治法】 養血潤燥・祛風止痒・温補脾腎
【方剤】
- 処方①：当帰飲子＋治頭瘡一方＋炮附子1g，桃仁1.5g，肉桂2g，＋紫雲膏
- 処方②：帰脾湯＋白芍1.5g，川芎1.5g，熟地黄2g，山楂子2g，莪朮1.5g，山稜1.5g，炮附子1g，牛膝1.5g
- 処方③：八味丸料（栃本天海堂）＋桂枝3g，牡蛎末2g，骨砕補2g

【経過】
- X年4月25日：主訴の症状に処方①を14日処方。
- 5月9日：皮膚症状は軽快。以後7月14日まで処方①を続服。
- 7月15日：6月には貧血が改善したため鉄剤中止。足の皮膚は擦らなければ痒くない。物に当たると容易に出血斑が出現。食欲が低下・温かいものしか食べたくない。皮膚症状は改善したが，脾虚が悪化して食欲がない・ゲップが多いため，処方②に変更。
- 8月4日：食欲は改善傾向。皮膚瘙痒も改善。処方②を21日処方。
- 8月28日：皮膚瘙痒部位は略治。皮膚科から処方されていたトレンタールを中止。物に当たっても出血斑が現れなくなった。食欲は改善傾向だが量は少ない。まだゲップが出る。以後処方②＋紫雲膏を継続。
- 10月3日：皮疹瘙痒は略治し，骨粗鬆症を指摘されたため，これに対する漢方薬処方を追加希望。ゲップがあり，食欲もむらがある。舌質紫暗，舌苔白，舌下静脈怒脹，血圧138/80mmHg。処方②10袋＋処方③10袋を処方（漢方の服用量が多いと胃に堪えるというため1日に各半量ずつ服用）。紫雲膏は継続。
- 10月28日：食事が美味しい。ゲップもさらに減った。同処方を継続。
- 12月12日：皮疹は改善したままで，瘙痒もほとんど消失。口渇はある（口をすすぐだけでよい）。足の冷えはやや改善。冬でも足関節の痛みがない。残存していたゲップ・食欲不振もほぼ消失して食事は美味しく感じる。冷えると腹痛が起こる回数が以前より減る。略治状態で日常生活に問題ない。同処方を続服。

3-10 脾腎同病　症例1　79歳女性

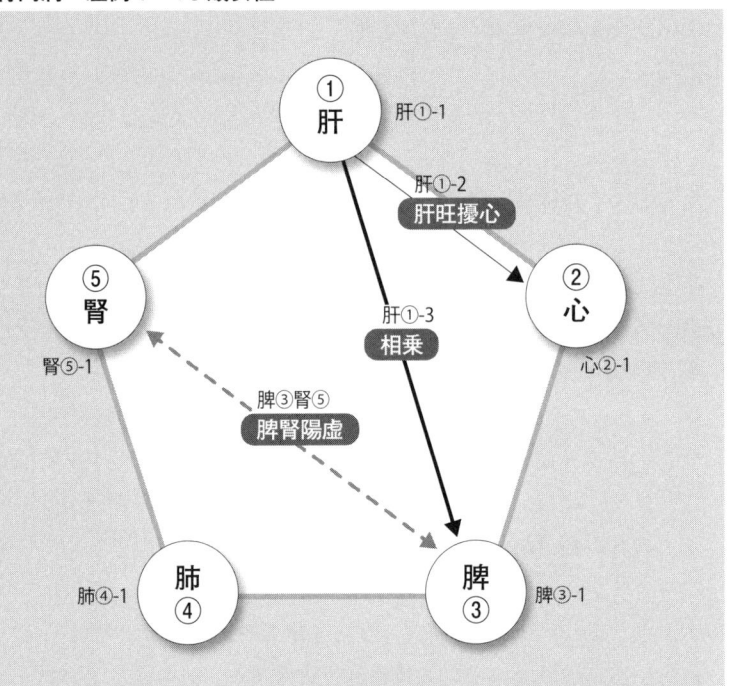

[五行図：肝①、心②、脾③、肺④、腎⑤]
- 肝①-1
- 肝①-2　肝旺擾心
- 肝①-3　相乗
- 心②-1
- 脾③-1
- 脾③腎⑤　脾腎陽虚
- 肺④-1
- 腎⑤-1

肝①-1：肝鬱血瘀→寒凝血瘀→月経期間中は月経痛ひどく，レバー状の血塊がある
肝①-2：肝旺擾心→気になることがあると動悸
肝①-3：肝旺乗脾(相乗)→胃気上逆→ゲップが出る・食欲低下
心②-1：心血虚・心不蔵神→貧血を指摘される・就眠不良・多夢
脾③-1：脾陽虚→脾不昇清→温かいものを好む・寒冷時に天ぷらを食べると下痢する
腎⑤-1：腎陽虚(腎虚内寒)→尿回数10回／日・1年前から足の冷えを感じる・足関節の調子が悪い・冷え性・発汗は夏に顔面のみ・冷えで体調不良
　　　　腎気虚弱(もともと虚弱)
脾③腎⑤：腎寒脾滞→腰を痛めたとき便秘が続いた。腰痛が治ると便秘も治癒

【考察】
　幼少時から胃腸が弱かった・1年前から足の冷えを感じることから，脾虚が先にあり，加齢につれて腎陽虚を伴った脾腎陽虚になったと考えられる。皮膚症状は老人性瘙痒症で，4月25日に当帰飲子＋治頭瘡一方＋炮

附子 1 g，桃仁 1.5 g，肉桂 2 g（処方①）を開始し，7 月 14 日まで継続し，皮膚症状はかなり改善した。しかし物に当たるとできる出血斑が出現・ゲップ・食欲低下などの脾虚の症状が残存したため，処方②の帰脾湯加減法に変法した。8 月 28 日には，出血斑も消失し，食欲も改善傾向となり，その後，10 月 3 日より，処方③の八味地黄丸加減方＋帰脾湯加減方半量／日ずつに変法した（帰脾湯加減方半量を，八味地黄丸加減方で置換）。追加された八味地黄丸加減方の補腎陽の作用が奏効し，足の冷感・足関節痛・冷えると起こる腹痛などが改善。さらに，帰脾湯加減法のみでは残存していた食欲不振・ゲップなど脾虚症状も消失した。ゲップは脾虚も原因だが，肝旺乗脾の現れと考えられる。八味地黄丸加減法で補腎と同時に，肝腎同源で補肝の効果もあり，肝旺が抑制された結果かも知れない。

　本症例は，腎陽虚とともに出現した腰痛と便秘が，下半身を温めて温腎を助けた結果，腰痛と便秘が同時期に消失した。いずれも補腎して脾機能を改善させたもので，脾腎同病の典型例である。

症例 2

[要旨]　便秘・舌の違和感・立ちくらみ時に冷感・坐骨神経痛に，人参養栄湯加減法の投与で血虚が改善。さらに八味地黄丸を併用したところ便秘・胃膨満感・冷えて起こる腹痛も消失した。

【患者】59 歳，女性，163cm，48kg。

【初診】X 年 11 月 22 日

【主訴】便秘・冷えると腹痛・3 年前から立ちくらみ時に冷感を感じる。

【現病歴】X 年 10 月の検査で貧血を指摘されて以来，鉄剤を服用している。このとき C 型肝炎ウイルス感染が判明した。大腸ポリープを指摘され 11 月 7 日に切除した。寒がりで夏でもクーラーは使用しない。尿回数は数回／日で夜間尿 1 回。手足の先が冷たい・腰痛が起きやすいが温めると改善・寒いところに行くと耳がしもやけになる。就眠不良・浅眠・中途覚醒。便秘（1 回／2〜3 日）・冷えると腹痛・食欲はあるが人より小食・氷を食べると下痢。皮膚の乾燥・唇の乾燥・氷を食べたがる。倦怠感は鉄剤服用後に消失する。3 年前から立ちくらみ時にさむけがする。背中の凝りがある。動悸はない。

切り傷が治りにくい。

【既往歴】 47歳で閉経して以来，頻繁に口唇ヘルペスになり，熱の華も出やすい。冷えると腰痛や坐骨神経痛になりやすい。熟睡できない。鬱っぽいことがある。10年ほど前の足首の捻挫痕が冷えると痛む。もともと冷え性で，冷えると腹痛・便秘。月経前は軟便になっていた。背中の凝りは10年以上前からある。

【家族歴】 父：糖尿病で69歳時に脳血栓で死亡。母：84歳で健在。

【舌所見】 舌質稍紅，舌苔少，舌下静脈怒脹。

【脈所見】 右稍細滑，左滑弦，尺稍細滑，脈拍68/分。

【症候分析】
- 夏でもクーラーは使用しない・夜間尿1回・手足の先が冷たい・冷えると腰痛や坐骨神経痛になりやすいが温めると改善・寒いところに行くと耳がしもやけになる・3年前から立ちくらみ・冷感がある──陽虚寒凝（腎⑤-1）
- 便秘（1回/2～3日）・食欲はあるが人より小食・舌の違和感──脾虚胃弱（脾③-1）
- もともと冷え性で冷えると腹痛・便秘，氷を食べると下痢──脾陽虚・脾不昇清（脾③-2）
- 睡眠不良・浅眠・中途覚醒──心血虚・血不蔵神（心②-1）
- 皮膚の乾燥・唇の乾燥・冬でも氷を食べたい・検査で貧血を指摘されて以来，鉄剤を服用して倦怠感は消失・舌質稍紅・舌苔少──陰虚内熱・膚失血養（栄養不良による血燥）（脾③-3）
- 夏に立ちくらみがある・47歳で閉経して以来，ときおり疲労で口唇ヘルペスになり，熱の華も出やすい・切り傷が治りにくい──清気不昇（気虚）
- C型肝炎感染判明・左脈滑弦──肝失疏泄（肝①-1）
- 大腸ポリープを指摘され切除・背中の凝りがある・10年ほど前の足首の捻挫痕が冷えると痛む・舌下脈絡怒脹──血瘀阻絡（肝①-2）

【弁証】 脾腎陽虚・血虚絡瘀

【治法】 温補脾腎・養血通瘀

【処方】
- 処方①：人参養栄湯＋川芎2g，大棗2g，白芍2g，柴胡2g

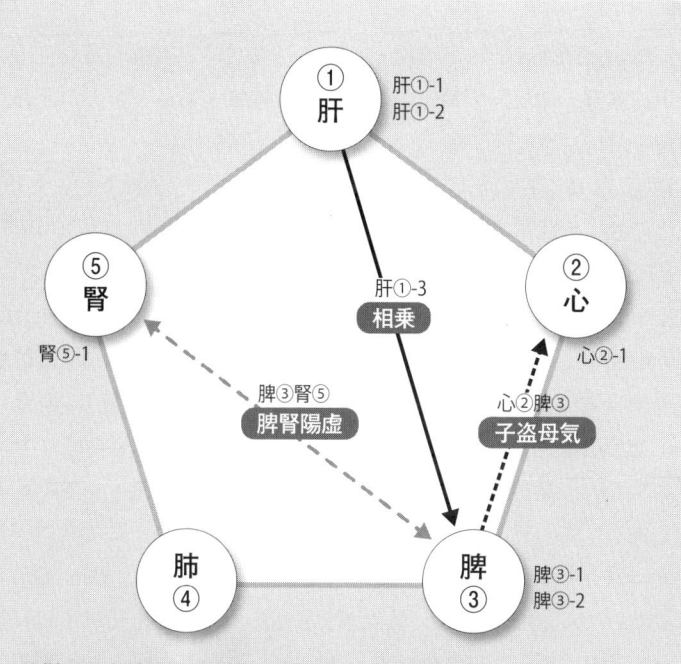

3-10 脾腎同病　症例2　59歳女性

肝①-1：肝鬱→肝失疏泄→C型肝炎感染判明・左脈滑弦
肝①-2：肝鬱血瘀→血瘀阻絡→大腸ポリープを指摘され切除・背中の凝りがある・
　　　　10年ほど前の足首の捻挫痕が冷えると痛む・舌下脈怒脹
肝①-3：肝旺乗脾（相乗）：脾③-1
心②-1：心血虚→睡眠不良・浅眠・中途覚醒
心②脾③：脾気虚→血虚→心血虚
脾③-1：脾気虚→脾虚胃弱→便秘・食欲はあるが人より小食
脾③-2：脾陽虚→もともと冷え性・冷えると腹痛・便秘・氷を食べると下痢
脾③-3：脾陰虚→陰虚内熱・膚失血養→皮膚乾燥・唇乾燥・冬でも氷を食べたい・
　　　　検査で貧血・舌質稍紅・少苔
腎⑤-1：腎陽虚（陽虚寒凝）→夏でもクーラーは使用しない・夜間尿1回・手足先冷・
　　　　冷えると腰痛や坐骨神経痛になりやすいが温めると改善・寒いところに行
　　　　くと耳がしもやけになる・3年前から立ちくらみ時冷感
脾③腎⑤：脾腎陽虚→清気不昇（気虚）
気虚：夏に立ちくらみ・47歳で閉経以来ときおり疲労で口唇ヘルペスになる・熱
　　　の華も出やすい・切り傷が治りにくい
血虚・陰虚：血虚阻絡→皮膚乾燥・唇乾燥・冬でも氷を食べたい・検査で貧血を
　　　　　　指摘されて以来鉄剤服用して倦怠感消失・舌質稍紅・舌苔少

- 処方②：八味地黄丸（各半量/日）

【経過】

- X年11月22日：手足の冷え，立ちくらみ時に冷感，就眠不良・浅眠・中途覚醒，便秘，腰痛に対し，先ずは補気・補血・寧心のため，処方①を14日分投与。
- 12月12日：目の結膜の貧血傾向が改善して，以前よりよく寝られる。その他の症状はあまり変わらない。続服を希望。処方①10日分を処方。1日分を2～3日で服用（この量で効いていると言う）。
- X＋1年2月1日：貧血はやや改善。舌質胖，舌苔白稍厚。処方①を28日分。
- 3月22日：手足の冷えがある。貧血は改善傾向。X年10月からずっと鉄剤を飲んでいるせいか舌の違和感がある（分厚い感じ）。胃の膨満感がある（萎縮性胃炎）。ガスが多い。腰の冷えも腰痛の感じもあまり変わらない。気温のためかしもやけはやや改善。皮膚・口唇の乾燥感はややまし。立ちくらみはやや改善した感じがするが，まだ冷感がある。腰痛に対して漢方薬を希望。処方①7日分＋処方②を2週間継続。
- 4月17日：腰痛が改善。気候のせいもあるのかしもやけもほぼ治癒。手足の冷感は消失。夜間尿は消失。立ちくらみ時の冷感はほぼ消失。便秘・冷えると腹痛・胃の膨満感は消失。舌の違和感はある。脈と舌は不変。以後，処方①＋処方②を継続中である。

【考察】

　もともと脾腎陽虚であった。最近になって貧血が判明したが，おそらく以前から血虚があり，就眠不良・浅眠・中途覚醒が消失したのは，処方①によって心血虚が改善したためと考えられる。X＋1年3月22日に処方①に八味地黄丸を併用して温腎した結果，腰痛が改善した。手足の冷感・夜中の排尿・立ちくらみ時の冷感も消失した。これらも温腎の効果と考えられる。便秘・冷えて起こる腹痛は改善，胃の膨満感も消失した。これは温腎が相克ルートを通じて温脾した結果と考えられる。これも脾腎相生との密接な関係を示唆している。舌の違和感は鉄剤の副作用かも知れない。

> 症例 3

[要旨] 無月経に対し服用していたホルモン剤を中止して無月経再発，便秘持続。無月経 2 カ月目に投与した八味地黄丸＋温経湯が無効で，プラセンタ・芎帰調血飲・当帰四逆加呉茱萸生姜湯を追加して 1 カ月後月経が発来し，便秘が改善。月経の発来は主にプラセンタの補腎・益精・助陽の効果，便秘の消失は脾腎ルートによる温脾効果が波及したことによる。

【患者】 26 歳，女性，154cm，50kg。

【初診】 X 年 6 月 22 日

【主訴】 無月経，便秘。

【現病歴】 11 歳で初潮があったが，15〜16 歳頃から不順となる。婦人科ではストレス性だろうと言われたが，心当たりはない。19〜23 歳はホルモン剤を飲んで毎月月経を発来させていた。X 年 4 月まで服用しその後中止したところ，この 2 カ月は月経の発来がないため，当院を受診。冷え性・小学校から中学校までは足にしもやけができた・手足のみ冷たい・冬は冷えのぼせがある。便秘（2〜3 日に一度）・冷飲を好む。雨の日は気だるい。目の周り・腕屈側・口唇の皮膚が乾燥。顔色は白い。肩凝りが強い。たまに神経性胃痛がある。

【既往歴】 2 歳で川崎病，10 歳からアレルギー性鼻炎。月経周期は 30 日で月経痛はなかった。季節の変わり目に乾咳が出る。

【家族歴】 祖母：C 型肝炎。父：高血圧。

【舌所見】 舌質紅，無苔，舌下静脈の怒脹なし。

【脈所見】 右滑細・尺弱，左滑細・尺弱，血圧 110/56mmHg。

【症候分析】
- たまに神経性胃痛がある――肝旺乗脾（肝①-1）
- 目の周り・腕屈側・口唇の皮膚乾燥，舌質紅・無苔・脈滑細――陰虚血燥（脾③-1）
- 便秘――脾陽虚
- 15〜16 歳頃から月経不順・現在は無月経・冷え性・小学校から中学校まで足にしもやけができた・手足のみ冷たい・尺脈弱――肝腎不足・衝任

3-10 脾腎同病　症例3　26歳女性

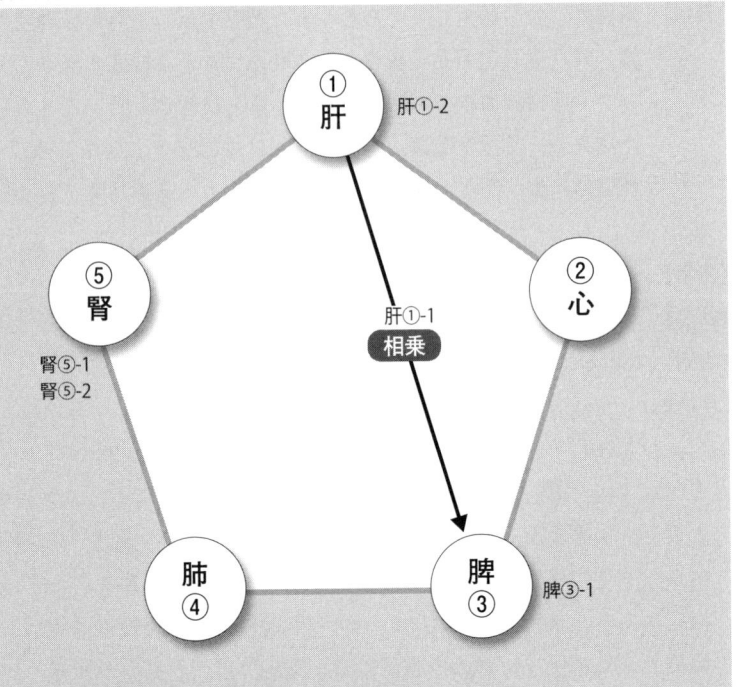

```
         ①
         肝      肝①-2
        /  \
       /    \
      /      \
     ⑤        ②
     腎        心
     |  肝①-1  |
     | 相乗   |
     |   ↓   |
     肺      脾
     ④      ③
             脾③-1
腎⑤-1
腎⑤-2
```

肝①-1：肝旺乗脾（相乗）→たまに神経性胃痛がある
肝①-2：肝鬱→血瘀→肩凝りが強い
脾③-1：脾陰虚→血燥→便秘・目の周り、腕屈側、口唇の皮膚乾燥・舌質紅・無苔
腎⑤-1：腎陽虚→腎精虚（腎⑤-2）→15～16歳頃から月経不順・現在は無月経・冷え性・小学校～中学校まで足にしもやけができた・手足のみ冷たい・尺脈弱
腎⑤-2：腎精虚
　　　　腎陽虚→陽虚水氾→雨の日は気だるい
　　　　　　　→上熱下寒→冬は冷えのぼせがある・冷飲を好む
　　　　肝腎不足・衝任瘀滞→子宮卵巣の血瘀

瘀滞（子宮卵巣の血瘀）（腎⑤-1）
- 雨の日は気だるい——陽虚水氾（腎⑤-2）
- 冬は冷えのぼせがある・冷飲を好む——上熱下寒（腎⑤-2）
- 肩凝りが強い——血瘀阻絡（肝①-2）

【弁証】 脾腎陽虚・衝任虚瘀
【治法】 温補脾腎・養血通絡
【方剤】
- 処方①：八味地黄丸（栃本天海堂）3ｇ/日＋温経湯（ツムラ）3ｇ/日
- 処方②：八味地黄丸3ｇ/日，芎帰調血飲（クラシエ）3ｇ/日，プラセンタ（森田薬品）2ｇ/日

【経過】
- Ｘ年6月6日：処方①を処方。
- 7月24日：皮膚の乾燥感は半減した。10月5日まで処方①を継続。
- 10月6日：皮膚の乾燥は改善したが月経発来・便秘は改善なし。八味地黄丸で補陽，芎帰調血飲で理気活血・健脾補血，プラセンタで補腎益精・助陽・益気養血を目標に処方②を21日分処方。
- 11月2日：処方②＋当帰四逆加呉茱萸生姜湯（オースギ）3ｇ/日を21日分処方。
- 11月30日：月経が発来し，同じ頃に便秘が改善した。以後Ｘ＋1年4月まで同量を継続して月経が順調に発来して廃薬とした。

【考察】
　数年来の女性ホルモン投与にて子宮卵巣機能低下もあったところへ，もともとの腎陽虚も加わり月経停止を来している。舌所見から脾陰虚がうかがえ，長期にわたる腎陽虚から脾腎陰陽両虚になったと考えられる。特に長期にわたる便秘は八味地黄丸と温経湯だけでは治らなかった。
　温経散寒・養血祛瘀の温経湯に代えて用いた理気活血・健脾養血の芎帰調血飲は肝腎不足・衝任瘀滞に対し理気活血し，温経散寒・養血通脈・温中の当帰四逆加呉茱萸生姜湯は，主に肝経の冷えを取るが，プラセンタの補腎益精・助陽・益気養血の効果を増幅して決定的に温腎陽・益精されすみやかな月経発来に至ったと考えられる。この時点で追加した補腎陰陽が脾腎相克ルートを通じて補脾陰陽し，便秘の改善に寄与したものと思われる。まさに脾腎同病の典型である。

【文献】
1) 大塚敬節・矢数道明監修：経験・漢方処方分量集（第2版）．医道の日本社，1969年
2) 山崎武俊：虚証の動悸に対する小建中湯の有効性．日本東洋医学雑誌　vol.65（Suppl）：243，2014
3) 寺本信嗣：【全身疾患としてのCOPD】消化器疾患（講義／特集）．日本胸部臨床 67（12）：1010-1016, 2008
4) Scheel PJ et al：Uremic lung：new insights into a forgotten condition. Kidney Int 74（7）：849-851, 2008
5) 加藤欽志ほか：実地臨床に役立つ疫学知識　心理社会的ストレスは腰痛の発症に影響するか　福島県立医科大生における震災前後での観察研究．Journal of Spine Research 5（9）：1276-1280, 2014
6) 陳潮祖著・神戸中医学研究会訳編：中医臨床のための病機と治法．医歯薬出版株式会社, 1991, 356-358
7) 陳潮祖著・神戸中医学研究会訳編：中医臨床のための病機と治法．医歯薬出版株式会社, 1991, 341-343
8) 安斉俊久：COPDにおける心肺連関－病態と対策－．ICUとCCU 38（9）：607-616, 2014
9) Sarnak MJ：A patient with heart failure and worsening kidney function. Clin J Am Soc Nephrol 9（10）：1790-1798, 2014
10) 福永祐充：慢性腎不全における胃粘膜障害の発生機序に関する実験的研究．日消外会誌：20（7）：1667-1675, 1987

第4章

五行理論を使った治療戦略

　臨床で五行理論を使うにあたり最も大切なことは，①全症状をリストアップする，②各症状の該当臓を決める，③経時的に症状が出現する時期を考察し各症状間に臓器相関である相生・相克・相乗・相侮等の関係があるかどうかを検討する，ということである。

　このとき，たとえば頻度の高い肝の場合，相生ルートの腎と心，相克ルートの脾，相侮ルートの肺というように肝以外の全臓が該当するので，注意深く検討しなければならない。肝の絡んだ疾患は出現頻度が高く，五行理論の肝に熟達すれば，臨床的に役立つ場合が多いと考えられる。たとえばストレスが重なって怒り，いらつきを抑え続ける（肝鬱），怒りが爆発して真っ赤な顔になる（肝鬱化火），頭痛・めまいがして倒れそうになる（肝陽上亢）などは身近に経験する。ひどいと痙攣発作を起こす（肝風内動）こともある。

　これらの情動には，新皮質—大脳辺縁系からの視床下部—自律神経系に対する抑制過程が関与すると考えられる。たとえば11頁の1-4「五臓の生理と病理」の肝胆の病症，附表1-①，附表1-②を参照していただきたい。また，女性の更年期症状は，ホルモン（陰）不足，つまり陰虚火旺・肝陽上亢・心腎不交などであるが，時に似た情動発作を呈することがあり，肝の症状とすることが多い。

　また，肝と心は相生関係にあり，肝火が過多になると心に移り，心肝火旺が起きるため，上記の肝の症状とともに，心火の症状である動悸や神経症状（不眠・焦燥・動悸・狂騒：脳が受ける熱の影響）などを伴うことが多い。ここでいう心には，解剖学的な心臓以外に中枢神経系の機能も含まれる。つまり，心血虚では心神に栄養供給が困難となり，心神不寧の健忘・不眠・多夢等が，心陰虚では陰血欠損によって陽を制することが困難となり，脳が虚熱の影響を受け，不眠・のぼせ・焦燥感などが出現する。中医学ではこれを「心は神を主る」

と表現する。

　結局，精神神経症状の絡む症状は，肝と心がかかわるものが最も多いので，疏肝薬や養心薬に熟知していると臨床において便利である。

　各臓の罹病時期は患者自身から確認するか，あるいは主治医が推定する。たとえば第4章症例2では，1番目がストレス負荷，2番目が喘息発作である。これから，ストレスが肺に影響したことがわかり，肝火犯肺と弁証できる。ただ，患者自身が「ストレスがある」と言うとは限らない。あらかじめ見当をつけて，誘導尋問をする必要がある。特に慢性的に持つストレスには患者自身が慣れてしまっていて，ストレスだと意識していないことも多い。

　第4章症例2のように，主訴が色々と多すぎて訳のわからないときは，目前の症状一つひとつに，どの随証療法が適当か処方を割り当ててみることである。たとえば2処方で2臓を治療するとき，適切に処方できれば，相生の関係で隣接する2臓がともに改善することが多く，意外に早く治療できることが多い。その後で，そのときの症状に応じて次に投与すべき処方を考えればよい。この症例も14日後には略治になっている。

　繰り返すと，第4章症例2のように主訴が色々と多すぎるときの処方の決め方は，主訴がどの臓に属するかを考え，附表1-①，附表1-②，附表2，附表3-①，附表3-②，附表4，附表5の処方を参考に使用処方を決定するとよい。時には随証治療で複数の臓に複数の処方を選択することも可能である。多くは2〜3処方で奏効する。これは2〜3臓を同時に治療するからでありうまくいくと相乗効果が得られる。治癒すれば，後付でも相生・相克・相乗・相侮の存在を考察していくと，以後の治療に役に立つだろう。

　注意すべきは，患者自身がストレス・肝鬱を自覚していないことがある点である。たとえばボランティア活動に参加して胃潰瘍・便秘を繰り返したが本人はまったくストレスとは自覚していなかったことなどがある。

　また，症状の改善度を表すために，Numeric Rating Scale（患者の症状の程度を最もひどかったときを10として，患者が報告する問診時の症状の程度で数値化する）で表すと経過がわかりやすい。

症例1　男性更年期

【患者】　48歳，男性，鍼灸師，168cm，70kg。

【概要】　本患者は46歳前頃から，顔面ののぼせ・ふらつき・不眠・頻拍・動悸・易怒・高血圧・寝汗などが出現し仕事が困難となった。老化による腎虚の進行，つまり男性ホルモンの減少を疑い，スッポン末を投与後，短期間にすべて解消した。いわゆる男性更年期症例である。つまり本症例は先ず腎陰虚があり，それが肝腎同源（相生ルート）によって肝陰虚を伴い，肝腎陰虚・肝陽上亢の肝火によって一連の症状が出現し，やがて肝陰虚は相生ルートを通じて肝旺擾心を引き起こし，心の症状である動悸・頻脈・不眠・熱感が出現したものと考えられた。症状間の五行理論にもとづく臓器相関を見きわめることが大切である。

【現病歴】　X年4月から，顔面ののぼせ・ふらつき・不眠を来し，頻拍・動悸・高血圧となった。いらつき・易怒・ほてり感・寝汗もある。以前からエアロビクスをしていたが，同年9月25日，エアロビクス後に頻脈・動悸が止まらなくなった。その後も安静時・運動時ともに頻回に頻脈・動悸が再発し怖くて運動ができなくなった。坐位では動悸と血の気が引く感じがあり，立位では意識の消失感がある。1週間，向精神薬を服用するも無効で，血圧も不安定。仕事中に緊張するとのぼせてこめかみがズキン，ズキンと痛み気分不良となった。肩・首・背中の凝り，後頭部の重い感じ，易怒が続いた。10月12日には心窩部から突き上げてくるような感じに襲われ，血圧は170/100mmHgであった。このときから1週間，柴胡加竜骨牡蛎湯を服用したが，のぼせ・動悸がひどくなり中止した。全身倦怠感が強く，尿量が多く，雨天時に体調が悪い。神経を使うと下痢・泥状便が多い。疲労時は夜中に足底がほてり，発汗がある。眼精疲労・かすみ目・目の乾燥感などの症状があった（**附表5**）。

　まず，一つひとつの症状がどの臓に当たるかを検討するが，症状を羅列して記載し，五行理論で臓器相関を考えながら，その臓がどこに影響しているかを考えていく。項目ごとに五行図の説明を付記した。（似た原因の症候は，なるべく近くにまとめた）。

●最近の発症であることから，腎虚が第一の原因と考えられる。**附表5**よ

り腎陰虚・心腎陰虚が考えられる。肝腎同源で，肝の症状が出現している。（肝①腎⑤）

- 顔面ののぼせ・ふらつき・不眠・頻拍・動悸・いらつき・易怒・ほてり感・寝汗がある。陰虚・肝陽上亢→上部の熱の症候（**附表 1-**①）を見比べると，**附表 1-**①の肝腎陰虚から起こる肝陽上亢が最も近い。腎陰虚・肝腎同源（相生）なので当然である。動悸は直接的には心の症状であるが，肝の邪気が強すぎると相生ルートを通じて心に影響する（肝旺擾心）→**附表 1-**②の心肝火旺とも考えられ，心も問題臓である。（肝①-3・肝①-4）
- 安静時・運動時ともに頻回に頻脈・動悸が再発・エアロビクス後に頻脈・動悸が止まらなくなった。運動負荷後に動悸が止まらないのは，心に対する腎の相克の働かない，つまり心腎相交のルートが機能しない心腎不交状態と考えられる。（心②腎⑤）
- 仕事中緊張すると，のぼせてこめかみがズキン，ズキンと痛む→緊張で耗気耗陰→陰虚悪化→肝陽上亢の悪化（肝①-3）
- 心窩部から突き上げてくるような感じ──気逆（腎陰虚・虚火上亢）（腎⑤-2）
- 肩・首・背中の凝り→肝鬱血瘀──経絡阻滞（肝①-1）
- 全身倦怠感が強く，尿量が多く，雨天時に体調が悪い，後頭部の重い感じ→脾③-1→湿邪停滞
- 神経を使うと下痢・泥状便が多い──肝旺乗脾（肝①-5）
- 疲労時は夜中に足底がほてり，発汗がある──陰虚火旺（腎⑤-2）
- 眼精疲労・かすみ目・目の乾燥感──肝血虚・血不養目（肝①-2）

【舌所見】 舌質稍紅，舌下静脈稍怒脹。
【腹部所見】 軽度の胸脇苦満。
【弁証】 肝腎陰虚・肝陽上亢
【治法】 補腎陰精・滋陰潜陽
【処方】 スッポン末（甲羅・鼈肉など全体を白湯で熱処理した後，乾燥したもの。肝腎に帰経）

症例1　男性更年期　48歳男性

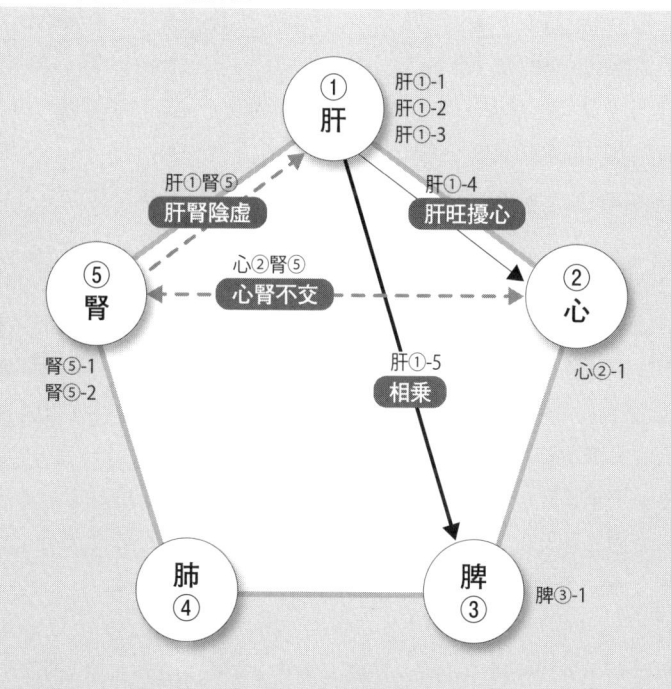

```
            ① 肝          肝①-1
                          肝①-2
                          肝①-3
     肝①腎⑤        肝①-4
     肝腎陰虚        肝旺擾心
  ⑤        心②腎⑤              ② 心
  腎  ←---- 心腎不交 ----→
                   肝①-5
  腎⑤-1            相乗            心②-1
  腎⑤-2

       肺              脾
       ④              ③
                            脾③-1
```

肝①-1：肝鬱血瘀・経絡阻滞→肩, 首, 背中の凝り
肝①-2：肝血虚→眼精疲労・かすみ目・目の乾燥感
肝①-3：肝陰虚→肝陽上亢→顔面のぼせ・仕事中緊張するとのぼせてこめかみが
　　　　ズキンズキンと痛む・不眠・高血圧・いらつき・易怒・寝汗
肝①-4：肝旺擾心→緊張で動悸
肝①-5：肝旺乗脾(相乗)→肝脾不和→神経を使うと泥状便
心②-1：心陰虚→運動後頻脈・動悸が止まらなくなった・安静時, 運動時ともに頻
　　　　脈動悸が頻回再発・顔面のぼせ・ふらつき・不眠・発汗・動悸
心②腎⑤：心腎陰虚→心腎不交→動悸・のぼせ感・足底のほてり
肝①腎⑤：肝腎同源→肝腎陰虚
脾③-1：脾陽虚→脾陽虚生湿→湿邪停滞→後頭部の重い感じ・雨天時体調不良
腎⑤-1：腎陽虚→頻尿・全身倦怠感が強い
腎⑤-2：腎陰虚→虚火上亢→心窩部から突き上げてくるような感じ
　　　　陰虚火旺→疲労時は夜中に足底にほてり・寝汗

【経過】
- X年10月25日：図に示す通り，他院にて桂枝茯苓丸を開始して，症状が20％ほど減少した。
- 11月1日：症状より陰虚火旺があると考え，他院にて補陰・清熱瀉火・補脾気の滋陰降火湯を追加投与。
- 11月17日：頻脈・動悸・胸部不快感を感じる回数が減ってきて，いらつき・易怒など諸症状が約50％消失した。
- 11月24日：これ以上の改善がないため，当院を受診。心腎陰虚・肝腎陰虚・肝陽上亢・肝鬱気滞血瘀と弁証し，補腎陰精（潜陽）のスッポン末（スッポン甲と身を熱処理後，乾燥粉末にしたもの）6g／日の併用を開始した。
- 12月1日：症状が劇的に改善。その後はスッポン末のみの服用で改善したままである。
- X＋1年1月20日：以前のようにエアロビクスを行ってもまったく異常を感じなくなり，完治した。スッポン末を中止すると気分不良が起きるため，スッポン末だけを続服して現在に至る。

【考察】
　男性更年期で男性ホルモンが減少するということは，中医学的には，腎精虚・腎陰虚と考えられ，滋陰降火湯である程度改善されたのもそれを裏付ける。腎陰虚が慢性化すれば，肝腎同源（相生）で肝陰虚になる。顔面

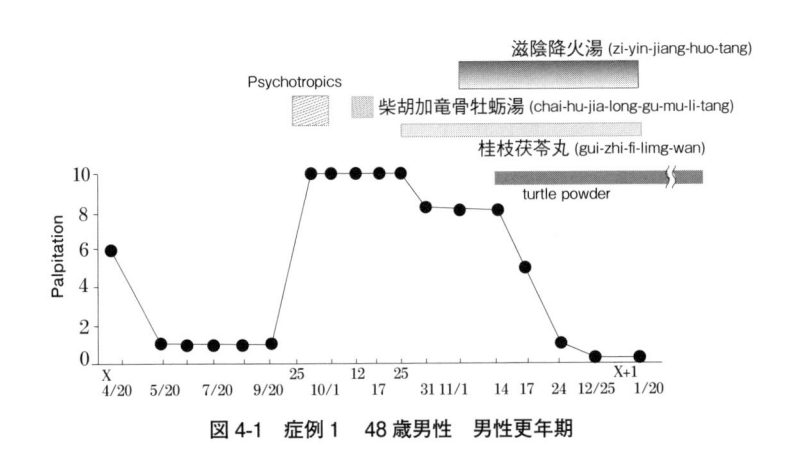

図4-1　症例1　48歳男性　男性更年期

のぼせ・ふらつき・不眠・頻拍・動悸・いらつき・易怒・のぼせ・ほてり感・寝汗は，すべて肝腎陰虚からくる肝陽上亢の症状である。強い肝陽上亢は肝旺擾心となり，心肝火旺も引き起こして頻拍・動悸・不眠などの悪化の原因になっている。

　柴胡加竜骨牡蛎湯でかえって悪化したのは少陽経不利による心神不安ではなく，むしろ柴胡・黄芩などの燥性によって陰虚悪化傾向となったもので，原因は腎陰虚陽亢であるため腎陰を補わないかぎり改善しない。少陰である心と腎は，腎が陰に心が陽に属し，陰陽が相互に協調して平衡を維持している。腎陰が不足して，陰不済陽で心陽が独行し虚火が上炎すると心腎不交となり，陰虚内熱で上部熱感・盗汗など，陰虚陽亢による一連の症状を生じる。腎精（陰）を補うスッポン末を加えたことで，腎陰が補充され，引き続き肝・心が補陰されて著効した。中止すると症状が再発し始めるため，継続することで安定している。

　五行図に示す通り，腎陰を補ったことで肝も心も補陰され，全臓が調整され完治に至ったものである。

症例 2　化学物質過敏症・喘息

【患者】　50歳，女性，162cm，51.5kg。

【症例の概要】　本患者は，動悸・息切れ・息苦しさで横臥位になれない，全身倦怠感で受診した。仕事によるストレスと過労が主因となり，肝鬱から肝火犯肺となって喘息を発症した。化学物質過敏症・肝鬱から相生関係によって肝旺擾心・心肝火旺となり，動悸・息切れなどが起こり，肝旺乗脾による腹満，もともとの腎虚と肝腎同源による冷え性，浮腫などが現れたものである。肝腎虚弱・肝火侮肺・心虚不寧と弁証し，滋補肝腎・疏肝清肺・養心安神を治法として，滋陰至宝湯・炙甘草湯・八味地黄丸の同時投与にて 2 週間後に著効した。肝・心・腎の同時治療で五臓すべてに奏効した。

【初診】　X 年 4 月 27 日

【主訴】　動悸・息切れ・息苦しさで横臥位になれない，全身倦怠感。

【現病歴】　咳嗽・昨年夏から喘息が起こる・息苦しさで横臥位になれない・手足の冷え・寒がり・夜間頻尿・濃縮尿・むくみ・雨天時に体調不良・口

乾があるが水を飲みたくない・夜間に足裏が熱い・食後脹満感・立ちくらみしやすい・月経量が多い・月経不順・胸腹部が張って苦しい・月経前後に胸が張る・強いストレス・強い肩凝り・舌下静脈怒脹・眼精疲労・目のかすみ・手足がしびれやすい・頭痛・易怒・ほてり感・冷飲を好む・寝付きが悪い・不眠・多夢・不安感がある。円形脱毛になったことがある。ステロイドや化学物質過敏症で，煙草・埃・防虫剤・化粧品・排気ガスなどで眼痛・頭痛・皮膚刺激感・息苦しさがある。飲食業で料理の匂いにも反応する。

　他院にて抑肝散加陳皮半夏を投与されたが無効。昨年夏より喘息発作が起こる。キプレス®・セレベント®を内服しながら，清肺湯＋麻杏甘石湯，柴胡桂枝湯，神秘湯，半夏厚朴湯などを服用するも無効。他院にてX年4月19日，咽喉部のつかえ感に対し，四逆散＋半夏厚朴湯を投与されたが無効。セレベント®・キプレス®，時にメプチン®を併用して過ごしている。初診時は疲労困憊の状態で受診した。

【舌所見】　舌尖紅，舌中央裂紋，舌苔薄白，舌下静脈怒脹。

【脈所見】　浮弱。

【腹部所見】　胸脇苦満。

【症状の分析】

- 動悸・息切れ・息苦しさで横臥位になれない・全身倦怠感・脈浮弱──心気虚（心②-1）
- 月経不順・胸腹が張って苦しい・月経前後に胸が張る・強いストレス・胸脇苦満──肝鬱気滞（肝①-1）
- 強い肩凝り・舌下静脈怒脹──肝鬱血瘀（肝①-1）
- 食後の脹満感・立ちくらみしやすい・月経量が多い──肝旺乗脾・脾不昇清・脾不統血（肝①-4・脾③-1）
- 頭痛・易怒・ほてり感・冷飲を好む──肝陽上亢（肝①-3）
- 円形脱毛になったことがある──肝鬱血損・血不養髪（肝①-2）
- 眼精疲労・目のかすみ・手足がしびれやすい──肝血虚・目失血養・血不養筋（肝①-2）
- ステロイドや化学物質過敏症で煙草・埃・防虫剤・化粧品・排気ガスな

どで眼痛・頭痛・皮膚刺激感・息苦しい・飲食業で料理の匂いにも反応する——肺気虚・外邪侵入（肺④-1）
- 昨年夏に事業を立ち上げる前頃から，喘息発作が発症，キプレス®・セレベント®併用で，抑肝散加陳皮半夏・清肺湯＋麻杏甘石湯，柴胡桂枝湯，神秘湯，半夏厚朴湯など投与したが無効。咽のつかえ感に対し，四逆散＋半夏厚朴湯を投与したが無効——肝火犯肺（肝①-5）
- 手足の冷え・寒がり・夜間頻尿——腎虚寒凝（腎陽虚による腎経の冷え）（腎⑤-1）
- 濃縮尿・むくみ——腎虚水停（陽虚水泛）（腎⑤-1）
- 雨天時に体調不良・口乾はあるが水を飲みたくない——陽虚湿阻（腎陽虚で湿滞）（腎⑤-1）
- 夜間に足裏が熱い——陰虚火旺（腎⑤-2）

　たとえ弁証できなくても，主訴はストレス状態が継続した後の喘息症状であるため，五行図より，肝火犯肺が考えられる。これには疏肝清肺の滋陰至宝湯を投与する。

　上記症候より肝以外には腎陽虚が目立つため八味地黄丸を投与した。さらに生活上困るのが，動悸・息切れの心気虚であるため炙甘草湯を加えた。

【弁証】肝腎虚弱・肝火侮肺・心虚不寧（心神不寧）
【治法】滋補肝腎・疏肝清肺・養心安神
【処方】
- 処方①滋陰至宝湯（疏肝解鬱・健脾和営・滋陰清肺）
- 処方②炙甘草湯（益気滋陰・通陽復脈）
- 処方③八味地黄丸（温補腎陽・滋陰補腎・瀉火）

【経過】
- X年5月10日：諸症状は改善し，昼間は普通に働けるようになった。同処方投与。
- 5月31日：夜間吸入なしで眠れる。その後，埃などで反応することはあるが生活に支障なく経過している。同処方14日分投与。以後，同処方継続。

【考察】
　五行図より肝・肺・心・腎の4臓の治療をしたため，相生ルートを通じ

症例2　化学物質過敏症・喘息　50歳女性

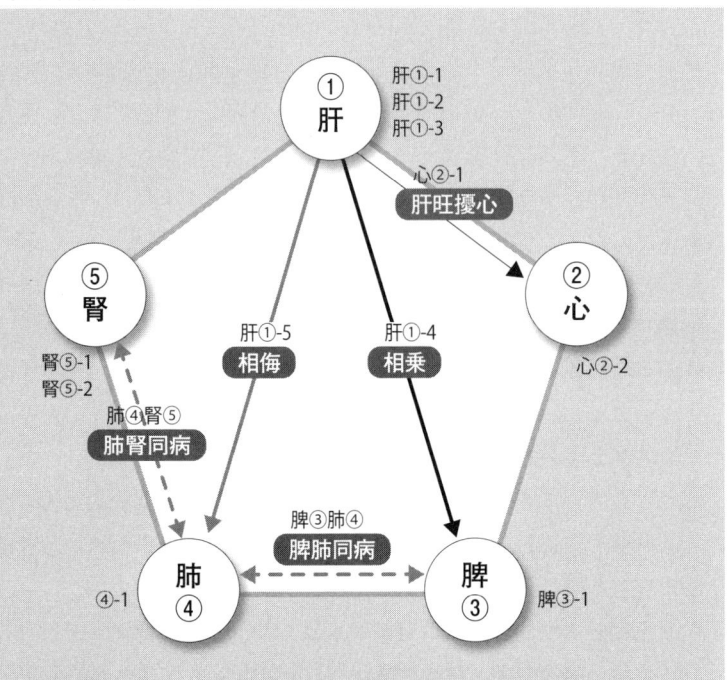

肝①-1：肝鬱→気滞血瘀→月経前後に胸が張る・肩凝り・胸脇苦満・ストレス強い・舌下静脈怒脹
肝①-2：肝血虚→眼精疲労・目のかすみ・見えにくい・円形脱毛
肝①-3：肝陰虚 →肝陽上亢→頭痛・易怒・顔がほてる
肝①-4：肝旺乗脾(相乗)→③-1 脾気虚
肝①-5：肝相侮肺(相侮)：肝火犯肺→④-1 肺気虚
心②-1：肝旺擾心→心気虚 →動悸・息切れ・脈弱・横臥位になれない
心②-2：心血虚→不眠・多夢
脾③-1：脾気虚→脾不統血→食後腹満感・月経過多
肺④-1：肺気虚→喘息・化学物質過敏症・苦しくて横臥位になれない・息苦しい
脾③肺④：脾肺同病(肝旺乗脾・肝火犯肺が同時に起こる)
肺④腎⑤：肺腎同病
腎⑤-1：腎陽虚→腎虚寒凝→寒がり・手足の冷え
　　　↓
　　　陽虚水停→夜間頻尿・浮腫
腎⑤-2：腎陰虚→陰虚火旺→足裏が熱い

ると一度に五臓を治療したことになるため著効した。もともと昨年夏以前からのストレスがきっかけで喘息が起こったと考えられ，肺の漢方薬や標準的治療が無効であったので，五行理論を利用した。典型的な肝相侮肺（肝火犯肺）（肝①-5）だと推察される。化学物質過敏症は粘膜も含む表皮の機能異常で，肺気虚が絡むと考えられる。つまり，喘息の直接の原因はストレス（肝鬱①）による肝火犯肺であり，それによる肺機能異常である。これが原因の化学物質過敏症・喘息発作というスキームが考えられる。特にこの患者は肝鬱から肝旺乗脾による食後膨満感が起きている。さらに，動悸・息切れ・息苦しさで横臥位がとれない・全身倦怠感・脈浮弱など心気虚も起きているのは，肝心相生による肝旺擾心（臨床的には動悸・息切れ）のためと考察した。

このように各臓に対する治療を同時に行うことで，時に卓効を示す。

滋陰至宝湯中の逍遥散が疏肝すると，肝鬱が減少し，五行図に示すとおり，肝旺乗脾・肝火犯肺が著減して肺脾の症状が改善される。さらに炙甘草湯によって補心陰陽し心気が補われ，動悸・息切れに奏効し，さらに心陰が補われ不眠・多夢・不安感などに著効した。また白朮・茯苓で脾気を補って脾を助け，食後膨満感などの消失に寄与した。さらに八味地黄丸で補腎陰陽したため，肝腎同源（相生）関係で，補肝陰陽を助け，肝旺乗脾・肝火犯肺が更に減少し，五臓すべての気の異常が調整され一気に改善・著効した。

本症例のように，肺症状に数種の肺の漢方薬が無効なときは，五行理論を適用して複数臓を同時治療すると奏効することが多い。

症例3　潰瘍性大腸炎

【患者】　29歳，女性，航空関連会社勤務。

【症例の概要】　10年前，ストレス後に発症した潰瘍性大腸炎に対してペンタサ®を続服したにもかかわらず，年1度の再発を繰り返した。最近，強いストレスを受けた後，血便を伴って再発したがペンタサ®は無効であった。リンデロン®を1カ月間服用して治癒。再発時に用いる漢方薬を希望し受診した。加味帰脾湯5g＋真武湯3g/日を2週間投与して略治。その

後,再発予防でペンタサ®を続けているが漢方薬2カ月半分を服用して以後,ストレス後も再発しない。加味帰脾湯で補血・健脾・養心・清熱・解鬱によって肝旺乗脾を抑制し,もともとの腎陽虚に真武湯で温陽して肝・心・脾・腎を治療したことになり,相乗効果で著効したと考えられる。

【初診】 X年3月9日

【主訴】 下痢・腹痛・血便・腰痛・不眠症。

【現病歴】 X－9年6月（18～19歳）に潰瘍性大腸炎と診断される。以来,現在までずっとペンタサ®の服用を続けている。仕事でストレスが続く。最初は血便のみだったが,最近は腰痛を伴ってきた。ペンタサ®を服用中にもかかわらず,X－7年以来,毎年1回再発する。ストレスの多い仕事である。ストレス時や過労時に悪化する,腹部膨満感がある,油っこいものが欲しくない,腹が冷えやすい,冷え・過食で下痢,幼少時にしもやけ,クーラーが嫌い,神経質である,冬は人より厚着・手足の冷え,最近疲れやすくなった,夏は滴り落ちる汗をかく。同年1月24日から血便が続く。リンデロン®を1カ月続けて一応治まった。便の回りに粘膜が付いている。月経不順・月経痛がある。リンデロン®を服用しなくてもよいように漢方薬を希望。

【既往歴】 10歳,25歳,27歳で円形脱毛症。

【舌所見】 歯痕,舌苔白薄。

【脈所見】 沈細滑やや弦,脈拍56/分,血圧98/62mmHg。

【症候分析】

- 脈沈細滑やや弦・18～19歳頃ストレス後に潰瘍性大腸炎と診断された・その後も仕事でストレスが続く・ストレス時や過労時に悪化する→肝鬱・肝旺乗脾──大腸湿熱（肝①-2）
- 腹部膨満感・油っこいものが欲しくない→肝鬱→肝旺乗脾（肝①-2）──脾気虚（脾③-1）
- 10歳,25歳,27歳で円形脱毛症──肝鬱血損・血不養髪（肝①-1）
- 脈沈細滑やや弦・月経不順──肝血虚（肝①-3）
- 神経質・不眠症──心血虚（心②-1）
- 血便が続く──脾不統血（脾③-2）

症例3　潰瘍性大腸炎　29歳女性

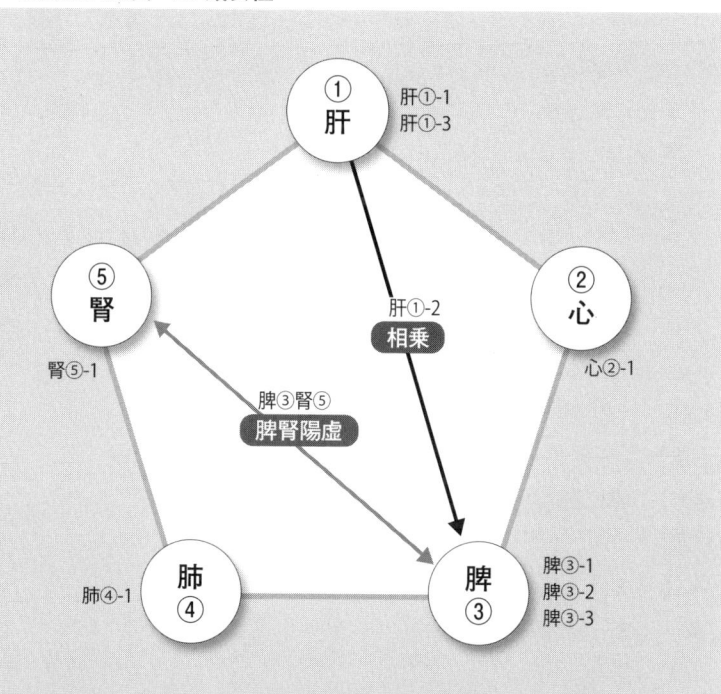

肝①-1：肝鬱血瘀→月経不順・月経痛・円形脱毛症（肝鬱血損・血不養髪）
肝①-2：肝鬱→肝旺乗脾（相乗）→腹部膨満感・油もの欲しくない・大腸湿熱（潰瘍性大腸炎）がストレス・過労で悪化
肝①-3：肝血虚→脈沈細滑やや弦・月経不順
心②-1：心血虚→不眠
脾③-1：脾気虚→下痢
脾③-2：脾不統血→血便続く
脾③-3：脾陽虚→腹が冷えやすい・過食で下痢
脾③腎⑤：脾腎陽虚→最初は血便だけだったが最近腰痛を伴う
肺④-1：肺衛気虚→夏は滴り落ちるような発汗
腎⑤-1：腎陽虚→腎虚寒凝→幼少時しもやけ・手足の冷え・寒がる

- 腹が冷えやすい，冷え・過食で下痢——脾陽虚（脾③-3）
- 幼少時にしもやけ，クーラーが嫌い，冬は人より厚着・手足が冷たい——腎虚寒凝（腎⑤-1）
- 最初は血便のみだったが，最近は腰痛を伴ってきた——脾腎陽虚（脾③腎⑤）
- 夏は滴り落ちる汗をかく——肺衛気虚（肺④-1）

本症例もストレスが原因となった胃腸障害，つまり肝旺乗脾（木乗土）が本体である．複雑な症状であっても脾症状・肝症状・腎症状と決めてゆけば，五行理論から病態が弁証で表され，処方が治法にあったものであれば，奏効することが多い．

【弁証】 肝旺乗脾・脾腎陽虚
【治法】 柔肝健脾・温陽利水
【処方】 加味帰脾湯 5 g／日＋真武湯 3 g／日
【経過】
- X年3月9日：上記を14日分投与．
- 3月25日：下痢の回数が減少．軟便程度に改善．非常に効いている．30日分投与．
- 5月11日：1日2包服用に減量しているが下痢が消失．便に粘血便が付いていたのが消失．30日分投与．
- X＋1年7月22日：ずっと無症状となっているが，疲れたとき予防的に服用するため薬を希望し，30日分投与．

【結果】 ペンタサ®は10年以上にわたり服用を継続していたが，ストレスや過労で，潰瘍性大腸炎が容易に悪化し，血便・粘液便のみならず，最近では腰痛まで伴うようになっていた．しかし加味帰脾湯＋真武湯にてすみやかに消失した．

【考察】
　10年前，ストレス後にはじめて潰瘍性大腸炎を発症しているうえ，今回もペンタサ®を継続服用中にもかかわらず，過労・ストレスが続いた後から悪化し，リンデロン®を1カ月継続服用してようやく治まった．これは肝旺乗脾（木乗土）の悪化による大腸炎悪化と考えられる．血便は脾虚・

脾不統血による。治療は疏肝・補脾，大腸炎自体の抗炎症（祛湿熱）である。最近，腰痛まで伴ってきたのは腎虚の進行を意味する。この症例で腎虚悪化の要因は，もともとの腎陽虚の悪化と，ストレスによる肝鬱血瘀の悪化が腎に悪影響した場合が考えられる。

　加味帰脾湯を投与したのは，処方中の柴胡で疏肝，当帰で柔肝，木香で理気して疏肝理気によって肝鬱を改善させ，山梔子で消炎し，竜眼肉・酸棗仁・遠志で養心・安神・寧心して不眠を解消し，人参・甘草・白朮・茯苓・生姜・黄耆・大棗で補脾益気して大腸炎を改善させるためであり，悪化要因の肝旺乗脾を抑制し潰瘍性大腸炎に著効した。腰痛は，真武湯は少量だが温陽利水の作用があり，多少は温腎効果があったと考えられるが，およそ2カ月半後の漢方薬中止後も治ったままであることから，この場合は肝鬱の影響による腰痛かも知れない。また重度の過労もストレスと考えられる。

症例4　月経困難症・冷え症

【患者】29歳，女性，国際中医師，161cm，45kg。

【症例の概要】本患者は，虚弱体質・冷え症・月経前症候群（PMS）などが現代医学で改善せず，漢方治療を求めて受診。月経時に寒滞肝脈が悪化してPMSが増悪，難治の便秘がある。通導散・加味逍遥散・芎帰調血飲・九味檳榔湯・麻子仁丸・補中益気湯・柴胡加竜骨牡蛎湯などの投与は無効であった。これに対し，炙甘草湯が奏効した心脾相生の症例である。

【初診】X年3月26日（他院からの紹介で当院を受診）

【主訴】月経不順・月経前緊張・月経困難症・動悸・冷え症（手足の冷え）・便秘

【既往歴】小学校時代，健診で心臓が悪いといわれたが放置。月経開始後から重度の冷え症と顔色白色・PMS・虚弱体質となった。25歳で椎間板ヘルニア・坐骨神経痛に罹患した。

【現症】血圧・体温・血液検査に特記事項なし。

【東洋医学的所見】元気がない・体力がない・疲れやすい・息切れ・頭部のふらつき・緊張すると発汗・少し急いで歩くと大発汗，ストレスが強く，胸腹部の重苦しさ・腹満感・めまい・ふらつきやすい，月経周期は不規則，

顔色が白い・寒がる（手足が氷のように冷たい）・腹満・冷えると腹痛・便秘・皮下出血を起こしやすい，目がかすむ・眼精疲労・筋肉の痙攣，不安感・光が異常に眩しい，月経時に冷えが増悪・月経困難症・肩頸部の凝りが悪化・経血暗色・凝血塊・動悸，汗をかきやすい，腰膝がだるい・下肢の浮腫，毎朝咳や透明な痰が出る，息切れしやすい。脈沈細無力，舌質淡嫩，舌苔薄白。

【現病歴】 X − 1 年 11 月 24 日に上記主訴で他院を初診。通導散を処方されたがひどい下痢で中止。加味逍遥散は無効，芎帰調血飲・九味檳榔湯・麻子仁丸・補中益気湯・柴胡加竜骨牡蛎湯などを処方されたが諸症状に改善がみられなかった。

【X 年 1 月以降の経過】

- 1 月 9 日：当帰四逆加呉茱萸生姜湯＋附子理中湯（＋附子）投与で，2 週間後に，罹患していた感冒に奏効。
- 1 月 24 日：当帰四逆加呉茱萸生姜湯＋附子理中湯（＋附子）＋補中益気湯を開始。
- 2 月 17 日：腹部は温まるが背中の冷感は不変。附子理中湯（＋附子）を中止。八味地黄丸を開始。
- 3 月 3 日：腹痛・頭痛・肩凝りが悪化→腹部の冷えが悪化。当帰四逆加呉茱萸生姜湯＋補中益気湯は月経痛には有効であったが，腹部の冷えには無効であった。これには附子理中湯（＋附子）が有効だが，月経痛には無効であった。小建中湯・ガスコン®・ラックB®を開始。
- 3 月 10 日：ストレスのため，ガスが多く腹が張る。四逆散＋当帰四逆加呉茱萸生姜湯＋補中益気湯を処方するも腹脹には無効であった。腹痛に安中散も無効。
- 3 月 26 日：当院を受診。動悸がするため炙甘草湯を開始。炙甘草湯＋附子理中湯に変更した。
- 4 月 18 日：便通が改善。背中が温まり，月経痛も改善した。
- その後，2 週間以上経過した後，炙甘草湯が胃にこたえ服用不可となった。

【症候分析】

- 元気がない・体力がない・顔色が白い・汗をかきやすい・疲れやすい・

動悸・息切れ・めまい・ふらつき・急いで歩くと大発汗・皮下出血を起こしやすい――気虚失昇・推動低下
- ストレスで胸腹部の重苦しさ・腹満感・月経周期不規則・緊張すると発汗――肝鬱気滞・肝旺乗脾（肝①-1）
- 寒がる（手足が氷のように冷たい）・冷えると腹痛・腹満感・便秘・皮下出血・椎間板ヘルニアと坐骨神経痛に罹患――脾腎陽虚・内寒凝滞（脾③-1・脾③腎⑤）
- 目がかすむ・眼精疲労・光が異常に眩しい・筋肉の痙攣――肝血虚・血不養目（肝①-2）
- 不安感・動悸――心血虚（心②-1）
- 月経時に，冷えが増悪・月経困難症・肩頸凝りが悪化・経血暗色・凝血塊――月経時の寒滞肝脈・血凝胞宮（肝①-3）
- 腰膝がだるい・下肢の浮腫・寒がる（手足氷のように冷たい）――腎虚生寒・腎不主水（腎⑤-1）
- 当帰四逆加呉茱萸生姜湯＋附子理中湯（＋附子）の投与で，2週間後に，罹っていた感冒に奏効――温補肝腎によって腎盗肺気（子盗母気）が軽減
- 毎朝，咳や透明な痰が出る――肺気虚（肺④-1）

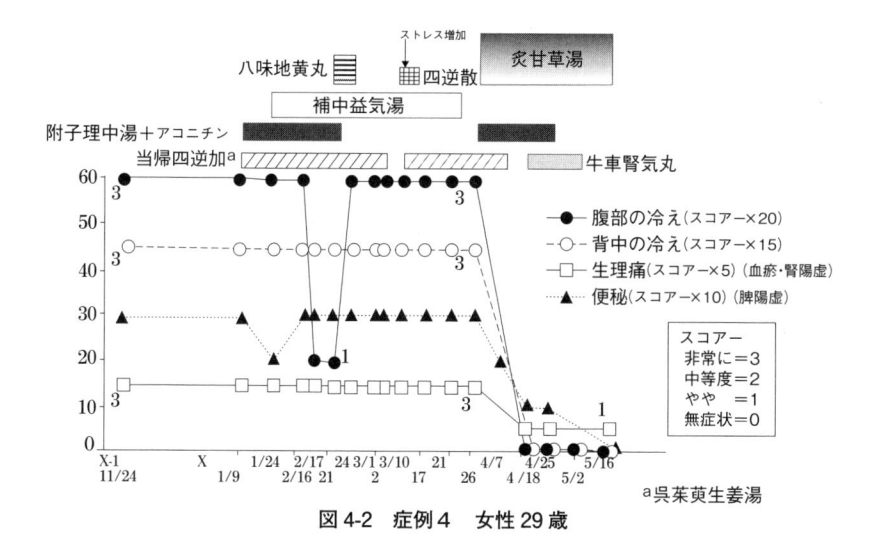

図4-2 症例4 女性29歳

症例4　月経困難症・冷え症　29歳女性

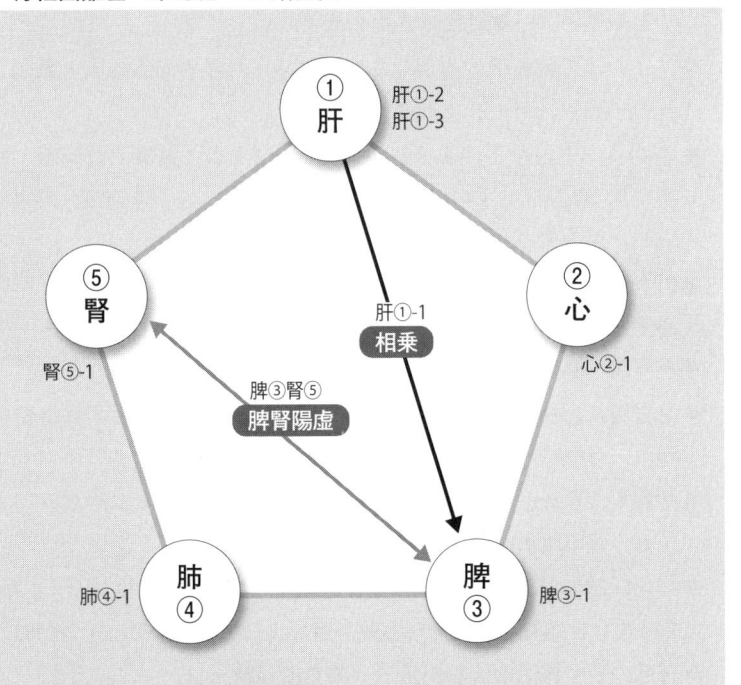

```
          ① 肝     肝①-2
                   肝①-3
    ⑤ 腎              ② 心
  腎⑤-1    肝①-1        心②-1
           相乗
      脾③腎⑤
      脾腎陽虚
    ④ 肺              ③ 脾
  肺④-1              脾③-1
```

肝①-1：肝鬱気滞→肝旺乗脾→胸腹部が重苦しい・月経周期不規則
肝①-2：肝血虚→目がかすむ・眼精疲労・筋肉の痙攣
肝①-3：肝鬱血瘀→寒滞肝脈・血凝胞宮→月経困難症・月経時肩凝り悪化・経血暗色
心②-1：心血虚→不安感・動悸
脾③-1：脾陽虚→便秘・冷えると腹痛・腹満感
肺④-1：肺気虚〈母(脾)盗子(肺)気〉
　　　　〈子(腎)気盗母(肺)気〉→毎朝咳や透明痰
腎⑤-1：腎陽虚→腎虚生寒・腎不主水→手足の冷え・腰膝だるい・下肢の浮腫・
　　　　椎間板ヘルニア
脾③腎⑤：脾腎陽虚→脾陽虚＋腎陽虚

● 当帰四逆加呉茱萸生姜湯＋附子理中湯（＋附子）で改善しなかった便秘が炙甘草湯＋附子理中湯で改善——心脾相生によって脾症状（便秘・腹満・腹痛）が改善

【弁証】 脾腎陽虚・心肝血虚
【治法】 補心暖肝・助陽散寒
【考察】
　この症例は，月経開始後に一挙に虚しており，肝血虚が悪化し生来の脾腎陽虚により容易に寒邪に侵された典型的な寒滞肝脈の例である。慢性的脾腎陽虚のため，腹痛・腹満・便秘が続き，脾虚から子（脾）盗母（心）気によって心気虚となり動悸を来したと考えられる。便秘以外は附子理中湯で改善した。心は血脈を主る。炙甘草湯で心気が補われ，心脾相生によって脾気が補われ便秘が改善した。また，心気が補われたことで各臓腑経絡の血流が改善し背中が温まったと考えられる。

【附記】
　寒滞肝脈という具体的に何となくわかりにくい症状であるが，月経時に異様に冷えを感じ体調を崩す人は多く，月経ごとに寒滞肝脈の悪化を経験する女性も多い。本患者の経験談を本人の許可を得て下記に紹介する。月経時の寒滞肝脈に関しては本人の診断で処方した。

【患者本人の談】
　月経開始2〜3日前から冷えが強くなり，下腹部・会陰部が引っ張られるような痛み，キリキリと刺すような痛みが生じてくる。このとき，当帰四逆加呉茱萸生姜湯を服用すると症状が改善する。上記症状の出現時は，便秘気味で手足が冷えていることが多い。月経時には下腹部が攣ったような月経痛に変わるが，そのまま月経終了まで，当帰四逆加呉茱萸生姜湯を服用しておくと，月経痛と便秘，腰痛が軽減する（腰痛はNRS10→5）。便通が良くなると，ガスもなくなり痛みが治まる。症状が発生する条件は，冬季と夏季（冷房）に長時間坐位で座ったときである。真武湯や附子理中湯を服用しておくと予防になる。

【筆者の考察】
　全体に気虚・肝血虚があるところへ，月経開始とともに肝血虚が悪化し，陽虚も増悪し，同時に手足の冷感も悪化した。寒邪が肝経を侵す典型的な寒滞肝脈である。放置すれば，冷え・下腹部痛・便秘など脾虚の症状が続く。また腎陽虚による下半身の浮腫や腰痛・四肢の冷え，冷えによる腹痛など

といった脾腎陽虚の症状もみられ，これらの症状が当帰四逆加呉茱萸生姜湯で軽減するのは，暖肝することで温腎され，症状が改善したと考えられる。便秘は，真武湯や附子理中湯を服用しておくと予防になるということから，脾陽虚が主因と考えられる。月経開始が体調悪化のきっかけであることから，月経開始に伴う肝血虚が体調不良の原因である寒滞肝脈の始まりと考えられる。また，特に温腎薬を投与しなくても，腰痛・下半身の浮腫が改善するのは，肝腎同源であることから暖肝によって温腎されたためと考えられた。

附 表

附表1-① 肝胆の病証—虚証あるいは虚実挟雑

弁証		主症状		治療原則	代表方剤
肝血虚		皮膚や毛髪につやがない・爪がもろい・目が疲れやすい・目がかすむ・目の乾燥感・視力低下・虚煩不眠・月経不順・脈細など。		滋補肝血	四物湯＋補肝湯 八珍湯・当帰補血湯
陰虚	肝陰虚	陰虚の症状（口咽の乾き・体の熱感・ほてり・のぼせ・寝汗），舌質紅〜絳・舌苔少〜無苔→肝陽上亢，脈弦細数。		滋陰養血	二至丸 両地湯 三物黄芩湯
	肝腎陰虚	肝陰虚の症状＋腎陰虚の症状（腰や膝がだるく無力・手足のほてり・頭のふらつき・性機能異常），脈細数。		滋補肝腎	杞菊地黄丸 一貫煎 六味地黄丸＋三物黄芩湯
	肝陽上亢	肝腎陰虚により肝陰が肝陽をコントロールできなくなって肝陽が逆上して起こる。陰虚が本体。本証は肝腎陰の虧損・久病による肝腎陰分の消耗・感情の抑うつや怒気による肝の損傷で気鬱化火する肝陰の消耗が原因。易怒・頭痛・めまい・顔面の紅潮などがある。腰がだるい・脈細弦数。		滋陰 平肝潜陽	珍珠母丸 大補陰丸 鼈甲養陰煎 滋陰降火湯＋滋陰至宝湯
肝風内動	肝陽化風	意識障害痙攣	肝陽上亢の症状に，意識障害・痙攣などを伴い，肝風内動ともいう。激しい頭痛・運動麻痺・舌質紅・脈弦数〜浮数・沈取無力。	滋陰 平肝熄風	鎮肝熄風湯 天麻鈎藤飲
	熱極生風		高熱とともに，牙関緊急・頸部のこわばり・両眼上視・舌質紅・舌苔黄・脈弦数。	清熱 涼肝熄風	羚角鈎藤湯 天麻鈎藤飲
	陰虚動風		肝腎陰虚の症状とともに，手指の蠕動・筋肉のひきつり・めまい感・舌質絳紅・少苔〜無苔・脈細数〜細促。	滋陰養血 潜陽熄風	二甲復脈湯 三甲復脈湯 大定風珠
	血虚生風		肝血虚の症状があり，体や首を動かすとふらつき・めまいが生じる。舌質淡。	養血熄風	阿膠鶏子黄湯 七物降下湯

神戸中医学研究会編著：中医学入門（第2版）．医歯薬出版株式会社，2006年，196頁を元に一部改変して作成

附表 1-② 肝胆の病証—実証あるいは虚実挟雑

弁証		主症状	治療原則	代表方剤
肝気鬱結		憂うつ感・情緒不安定・ため息・胸脇部の脹痛・排便異状（下痢・便秘）・月経時に乳房が痛む・月経周期異状・舌質淡紅・舌苔白・脈弦有力。	疏肝理気解鬱	四逆散 柴胡疏肝湯 逍遙散
肝気逆	肝気横逆	肝気が過度に鬱結すると腹脹・腹痛・呑酸が発生（下表参照）。	疏肝理気	四逆散
	肝気上逆	めまい・頭痛・胸脇苦悶・顔面発赤・ひどいと吐血。	瀉肝降逆	竜胆瀉肝湯
	肝気厥逆	肝気鬱結に伴い，歯を食いしばり手を握りしめる。息がつまる・意識消失・四肢の冷え・脈沈弦あるいは伏。	降逆開竅	牛黄（市販） 五磨飲子 沈香降気散 蘇合香丸
肝火上炎（肝火旺・肝火）		肝の機能亢進によって出現する熱象やその上逆症状。顔面潮紅(目の充血)・異様な易怒・激しい頭痛・不眠・めまい・耳鳴り・突発性難聴・口渇・口苦・胸脇部の痛み・濃縮尿・便秘・過多頻発月経・舌質紅・舌苔黄燥・脈弦数有力。	清肝瀉火	竜胆瀉肝湯 （当帰竜薈丸）
心肝火旺		肝火の症状とともに，心火の症状（不眠・焦燥・動悸・狂躁・口内炎など）が存在。	清肝瀉火 清心瀉火	竜胆瀉肝湯＋ 三黄瀉心湯 導赤散・清心蓮子飲
肝火犯肺		肝火の症状＋発作性咳嗽・呼吸困難・血痰。	清肝瀉肺	竜胆瀉肝湯＋ 滋陰至宝湯 瀉白散

1 肝胆の病証

弁証			主症状	治療原則	代表方剤
肝胆湿熱			肝炎・胆嚢炎など。胸脇部の脹痛・口苦・口渇・呑酸・悪心嘔吐・腹部膨満・いらいら・便通異状（下痢・便秘）・黄疸発熱・舌苔黄膩・脈弦数。	清熱利湿 疏肝利胆	茵蔯蒿湯 竜胆瀉肝湯 大柴胡湯 胆道排石湯
寒滞肝脈			寒邪が肝経脈に凝滞し、下腹部・睾丸の牽引痛・四肢の冷えなどが出現。舌苔白・脈沈緊。	温肝散寒 養血通脈	当帰四逆加呉茱萸生姜湯 暖肝煎 天台烏薬散
肝気横逆	肝胃不和	肝気犯胃	肝気鬱結があると起こる。上腹部痛・噯気・呑酸・悪心・舌質淡紅〜紅・舌苔薄・脈弦。	疏肝和胃	小柴胡湯 左金丸
		肝寒犯胃	寒冷頭痛・悪心・嘔吐・上腹部痛・舌質淡暗・舌苔白滑・脈沈弦。	温肝散寒 温胃降逆	呉茱萸湯
	肝脾不和	肝気犯脾	肝鬱・肝火によって脾の機能障害が起きる病態。腹満・腹痛・下痢など・舌質淡紅・舌苔薄・脈弦。	疏肝健脾	逍遙散 加味逍遙散
		脾虚肝乗	脾虚・脾の運化不足で肝陰血の供給不足となり肝気を抑制できず肝旺乗脾による脾の運化失調が出現。腹痛・腹鳴・下痢などが現れる。	健脾柔肝	芍薬甘草湯 桂枝加芍薬湯 痛瀉要方 建中湯類 柴芍六君子湯

神戸中医学研究会編著：中医学入門（第2版）．医歯薬出版株式会社，2006年，197頁を元に一部改変して作成

附表2 心の病証―虚証・実証あるいは虚実挟雑

弁証		主症状	治療原則	代表方剤
虚証	心気虚	心気不足で心機能の衰退・血液運行が低下する。主症状は動悸・脈結代・息ぎれ・不安感・易発汗・細脈・動くと症状が増悪・舌質淡胖・脈虚弱。	補益心気 養心安神	養心湯 炙甘草湯
	心陽虚	心気虚の症状以外に，顔色が灰暗または青紫・四肢の冷え・舌質淡暗胖大・冷や汗などの寒証がみられる。脈細弱あるいは結代。	温通心陽 養心安神	炙甘草湯 参附湯 附子理中湯
	心肺気虚	心気虚の症状とともに，肺気虚の症状（咳嗽・呼吸困難など）の症状がある。	補益心肺	炙甘草湯 補中益気湯 参蛤散
	心腎陽虚	心陽虚の症状とともに，腎気虚の症状である浮腫・尿量減少などが現れる。	温補心腎	真武湯＋炙甘草湯
	心血虚	単純な心血虚損であり，心神に栄養を供給できず心神不安となる。めまい・動悸・健忘・不眠・多夢・顔面蒼白・脈弱無力・舌質偏淡。	補血益気	帰脾湯・四物湯（＋酸棗仁・柏子仁）
	心陰虚	心の陰血虚損があり，陽を制することができず虚陽が興奮して虚熱の症状を伴う。めまい・動悸・不眠・のぼせ・焦燥感・五心煩熱・咽の乾燥・盗汗・脈細数・舌質紅。	滋陰安神	天王補心丹
	心脾両虚	心血虚と脾気虚の症候（食欲不振・泥状便・易疲労・息ぎれ）が同時にみられる。時に出血傾向がある。	気血双補	帰脾湯 人参養栄湯
	心腎陰虚	心陰虚の症状以外に，腎陰虚の症状（耳鳴り・腰や膝がだるい・夢精）などの症状がある。	滋陰安神	天王補心丹 六味地黄丸＋酸棗仁湯

弁証		主症状	治療原則	代表方剤
実証あるいは虚実挟雑	心火上炎（心火旺）	心経の虚火が上昇して起こり，舌がしみる・舌瘡・口内炎・心煩・不眠・多夢・焦燥感・心火が小腸に下移して排尿痛・排尿困難・尿が濃いなどを伴う・舌尖紅・脈数。	清心瀉火	三黄瀉心湯 導赤散（市販） 清心蓮子飲
	心熱下注小腸	心火の症状とともに，尿意促進・排尿痛・血尿・濃縮尿などが存在する。	清心利小便	導赤散 清心蓮子飲
	心腎不交	心陽と腎陰の生理関係が常態を失う病変で，腎陰不足や心火擾動で両者が協調関係を失って起こる。心火旺の症状＋腎陰虚証。舌質紅絳で乾燥・無苔・脈細数。	交通心腎滋陰降火	天王補心丹（市販） 黄連阿膠湯（市販） 知柏地黄丸（市販） 三黄瀉心湯＋六味地黄丸
	胸痺	心臓部の鈍痛や苦悶感・動悸・冷や汗・舌質暗・脈微細渋・結代。	宣通心陽活血化瘀辛香開竅	栝楼薤白半夏湯 柴陥湯 通竅活血湯 冠心Ⅱ号方
	痰迷心竅	独り言・痴呆・行動情緒異常・意識消失・運動知覚麻痺・痰が多い・舌質胖大淡紅・舌苔白膩・脈滑。	滌痰開竅	蘇合香丸 竹茹温胆湯
	痰火擾心	肝鬱化火から津液が煎灼されて痰となり，痰火が上逆して心神が擾乱して起こる。頭痛・目の充血・不眠・焦燥・狂躁状態・意識消失・痙攣・舌質紅・舌苔黄膩・脈弦滑数。	清心瀉火・滌痰開竅	礞石滾痰丸 安宮牛黄丸 牛黄

神戸中医学研究会編著：中医学入門（第2版）．医歯薬出版株式会社，2006年，165頁を元に一部改変して作成

附表 3-① 脾と胃の病証―虚証

弁証		主症状	治療原則	代表方剤
脾運衰弱	脾気虚	脾気の機能低下によるもので，下痢・泥状便・腹部不快感・出血傾向・顔面淡白・疲労感・無力感・舌質淡・舌苔白・脈沈無力。	健脾益気	四君子湯＋香蘇散 啓脾湯 異功散 参苓白朮散
	脾胃気虚	脾気虚＋食べられない・少食・悪心・嘔吐・舌質淡・舌苔白・脈弱。	健脾益気 和胃通降	六君子湯＋香蘇散 香砂六君子湯
	脾陽虚	脾胃が虚寒で，脾気虚の症状＋不消化便・よだれが多い・寒がる・四肢の冷え・温めると腹痛が軽減・顔色淡・舌質淡・舌苔白・脈沈遅無力。	温陽助運	人参湯 附子理中湯
	脾胃陽虚	脾陽虚の症状に，食欲不振・少食・悪心・嘔吐などを伴う。	温陽助運 温胃通降	丁萸理中湯 砂半理中湯 人参湯＋呉茱萸湯
	脾腎陽虚	脾陽虚の症状に，腎陽虚の症状（腰や膝がだるく無力・インポテンツ・耳鳴り・尿量減少・浮腫・五更瀉）などを伴う。	温陽利水	真武湯
			温陽渋腸 止瀉	四神丸 真武湯＋人参湯
	中気下陥	脾気の固摂作用の低下によって臓器（子宮・胃・腎臓など）が下垂し，脱肛・子宮脱・遊走腎・腹部の下墜感・慢性下痢・便秘・羸痩・疲労感・無力感などが出現。	健脾補中 昇陽益気	補中益気湯
	脾陰虚 (脾気陰両虚)	脾気虚の症状に，口乾・口や唇の乾燥・爪傍の角化・さかむけ・手足のほてり・食べると腹満・舌質偏紅・舌苔剝離〜少・脈細数無力。	滋補脾陰	四君子湯＋山薬 啓脾湯・資生湯 参苓白朮散
脾不統血 (気不摂血)		脾の気虚・陽虚で血液を固摂できず月経過多・子宮出血・血便・鼻血・皮下出血などを現す。脈濡細。	益気摂血	帰脾湯 黄土湯 人参湯

	弁証	主症状	治療原則	代表方剤
胃陽不足	胃気虚	少食・食後に腹脹・悪心嘔吐。舌質淡・舌苔白滑・脈沈無力。	通降胃気兼補気	小半夏湯 小半夏加茯苓湯 六君子湯
	胃陽虚（胃寒）	胃気虚の症状とともに，上腹部の冷え・痛みの反復・冷え・寒がる・舌苔白滑・脈遅あるいは弦。	温胃通降	呉茱萸湯 人参湯
	胃陰虚	食欲不振・腹は減るが食べたくない・口乾・乾嘔・吃逆・上腹部の不快感・胸やけ・便秘・尿が濃い・舌質絳紅で乾燥・舌苔少〜無・脈細数。	滋養胃陰	麦門冬湯

神戸中医学研究会編著：中医学入門（第2版）．医歯薬出版株式会社，2006年，184頁を元に一部改変して作成

附表3-② 脾と胃の病証—実証あるいは虚実挟雑

弁証		主症状	治療原則		代表方剤
寒湿困脾		食欲不振・悪心・上腹部の膨満感・口粘・体が重だるい・絞扼頭重・腹痛・軟水様便・舌苔白厚膩・脈濡。	運脾化湿		胃苓湯 藿香正気散 （市販）
湿熱阻滞脾胃		悪心・上腹部の膨満感つかえ感・口粘・口苦・口渇・水は飲みたくない・濃縮尿・下痢・時には黄疸・舌質紅・舌苔黄膩・脈濡数。	清熱利湿		茵蔯蒿湯 茵蔯五苓散 半夏瀉心湯
胃寒（寒痛）		上腹部の冷え・急痛・水様嘔吐・便秘・下痢・舌質青紫〜暗・舌苔白滑・脈沈弦緊。	散寒止痛		附子理中湯 安中散 大建中湯
胃熱（胃火）		上腹部の灼熱感と痛み（食事で悪化）・口苦・口臭・胸やけ・悪心嘔吐・呑酸・口渇・多飲・飢餓感・便秘・歯齦の腫脹疼痛・舌質紅・舌苔黄・脈滑数。	清胃瀉火		調胃承気湯 白虎湯・防風通聖散・涼膈散
食滞胃脘	傷食	暴飲暴食による腹部膨満・疼痛・悪心・腐敗臭のある噯気・下痢・舌苔厚〜黄膩・脈滑数。	消食導滞		保和丸 調胃承気湯 香蘇散
	腸胃積滞	傷食症候＋腹部腫瘤・圧痛・裏急後重・下痢するがすっきりしないなどを伴う。	消食導滞攻下		枳実導滞丸 調胃承気湯 九味檳榔湯
	脾虚挟食	慢性の消化不良で，食欲不振・食後の腹部膨満・泥状便・時に不消化物が混じる・舌体胖大・脈細滑。	消食導滞健脾益気		参苓白朮散 啓脾湯
胃気上逆	胃寒（虚寒・実寒）	悪心・嘔吐・噯気・吃逆。	顔色淡白・水様物の嘔吐・舌質青紫〜淡白・舌苔白・脈遅。	和胃降逆	温胃散寒	呉茱萸湯 大建中湯

	弁証		主症状	治療原則	代表方剤
胃気上逆	胃熱（虚熱・実熱）	悪心・嘔吐・噯気・吃逆。	口苦・口渇・苦い黄色液の嘔吐・食べるとすぐに吐く・舌質紅・舌苔黄・脈数。	清胃瀉火	左金丸 黄連解毒湯
	暑湿		暑い時期に生じる。頭痛・腹痛・吐きたいが吐けない・舌苔膩・脈濡。	解暑化湿 和胃降逆	藿香正気散（市販）香蘇散
	気滞		上腹部の膨満感・つかえ・遊走性の腹痛・脈弦。	下気降逆	半夏厚朴湯＋四逆散 施覆花代赭石湯
	食滞		腐臭のある噯気・舌苔厚膩・脈滑。	消導化食	調胃承気湯＋香蘇散 保和丸
	痰		めまい・よだれが多い・舌苔膩。	降逆化痰	小半夏加茯苓湯 温胆湯（市販）

神戸中医学研究会編著：中医学入門（第2版）．医歯薬出版株式会社，2006年，185頁を元に一部改変して作成

附表 4　肺と大腸の病証—虚証あるいは虚実挟雑・実証・虚証

弁証		主症状	治療原則	代表方剤
虚証あるいは虚実挟雑	肺気虚	肺気の虚弱によるもので，易発汗・易感冒・風を嫌う・声が小さい・息ぎれ・易疲労・咳嗽・顔色が白い・舌質淡・舌苔白・脈沈無力。	補肺益気固表祛痰定喘	玉屏風散補中益気湯補肺湯
	肺脾気虚	肺気虚の症状＋脾気虚の症状（食欲不振・腹部膨満感・泥状便）。	健脾益肺燥湿化痰	六君子湯加黄耆六君子湯＋補中益気湯啓脾湯参苓白朮散
	肺陰虚	胃陰が欠如して燥火病変が出現して起こる。乾咳・少痰・潮熱・盗汗・手掌足心が熱い・咽の乾燥・虚火が絡脈を傷つけ血痰になる・舌質紅〜絳・舌苔少〜無・脈細数。	滋陰潤肺清熱化痰	百合固金湯沙参麦門冬湯滋陰降火湯麦門冬湯
	肺気陰両虚	肺気虚と肺陰虚の症状が混在。	養肺益気	麦門冬湯人参養栄湯
	肺腎陰虚	肺陰虚の症候に腎陰虚の症状（腰や膝がだるくて力が入らない・手足のほてり・夢精）を伴う。	滋補肺腎	百合固金湯滋陰降火湯六味地黄丸＋麦門冬湯
実証	肺失宣粛 風寒束表	悪寒・頭痛・くしゃみ・鼻水・身体痛・舌苔薄白・脈浮緊などの表寒の症候。	辛温解表	麻黄湯桔梗湯荊防排毒散・桂枝湯十味敗毒湯
	肺失宣粛 寒邪犯肺	咳嗽・薄い痰・胸苦しい・舌苔白・脈緊。	宣肺散寒	杏蘇散・麻黄湯参蘇飲
	肺失宣粛 風熱犯肺	軽い悪寒あるいは熱感・咽痛・黄色い鼻汁・頭痛・舌尖紅・脈浮数。	辛涼解表	桑菊飲・銀翹散荊芥連翹湯清上防風湯

弁証			主症状	治療原則	代表方剤
実証	肺失宣粛	熱邪犯肺	咳嗽・呼吸困難・喀出しにくい黄色の粘稠痰・頭痛・咽痛・口渇・舌質紅・脈数。	清熱宣肺 止咳平喘	麻杏甘石湯 五虎湯 瀉白散・定喘湯
		肺癰	胸痛・発熱・血の混じった悪臭のある痰・舌質紅・舌苔黄・脈浮滑数。	清熱解毒 排膿	千金葦茎湯 桔梗湯 排膿散及湯
		燥邪犯肺 温燥	乾咳・排痰しにくい粘稠痰・鼻や咽喉頭の乾燥・舌苔乾燥・脈浮数。	清肺涼潤	桑杏湯・清燥救肺湯 清肺湯 麦門冬湯
		燥邪犯肺 涼燥	悪寒・頭痛・無汗・鼻閉・口や鼻の乾燥・咳嗽・舌苔白・脈弦。	軽宣涼燥 宣肺化痰	杏蘇散 参蘇飲
		痰飲伏肺	咳嗽・稀薄な多量の痰・胸苦しい・寒気・舌質淡胖・舌苔白膩・脈弦滑～軟。	燥湿化飲	二陳湯＋三子養親湯 小青竜湯
		風水相搏	急に発生する全身浮腫・尿量減少・胸苦しい・悪風・咽痛・舌苔薄白・脈浮。	疏風宣肺 利水	越婢加朮湯 防已黄耆湯
虚証	陽虚滑脱 （大腸虚寒）		慢性の持続性下痢・大便失禁・脱肛・舌質淡白・脈浮。	渋腸固脱	桃花湯 真武湯＋人参湯
実証	大腸湿熱		下腹部痛・痛みと灼熱感を伴う下痢・裏急後重・強い悪臭便に膿・粘液・血が混じる・発熱・口渇・舌苔黄膩・脈数。	清熱解毒 利湿	白頭翁湯 葛根黄連黄芩湯 黄連解毒湯＋半夏瀉心湯
	腸燥便秘	実熱燥結	便秘・腹部の膨満・腹痛・圧痛・悪心・嘔吐・口渇・舌質紅・舌苔乾燥黄・脈数あるいは沈実。	清熱瀉火	大承気湯 大黄牡丹皮湯
虚証		陰虚燥結 （腸液虧耗）	無自覚な長期にわたる便秘・兎糞状の少量の便・皮膚の乾燥・舌質偏紅・舌苔乾燥・脈細無力。	潤腸通便	五仁丸 麻子仁丸 潤腸湯

神戸中医学研究会編著：中医学入門（第2版）．医歯薬出版株式会社，2006年，174-175頁を元に一部改変して作成

附表5　腎と膀胱の病証

弁証	共通症状	主症状	治療原則	代表方剤
腎陰虚	めまい・耳鳴り・咽唇の乾燥感・体の熱感・腰がだるい・舌質偏紅。	左に同じ。	滋腎養陰	六味地黄丸 二至丸 （市販）
肝腎陰虚		眩暈・頭痛・かすみ目・耳鳴り。	滋腎平肝	杞菊地黄丸（市販） 六味地黄丸＋釣藤散
心腎陰虚		動悸・不眠・多夢・健忘。	滋腎養心	天王補心丹（六味地黄丸＋酸棗仁湯） 帰脾湯＋滋陰降火湯
肺腎陰虚		乾咳・潮熱・盗汗。	滋腎養肺	百合固金湯 滋陰降火湯
腎陽虚	眩暈・耳鳴り・顔色が白い・元気がない・寒がる・四肢の冷え・腰や膝がだるい・力がない・脈濡弱・舌質淡胖。	インポテンツ・滑精・不妊・尿量増多・頻尿・夜間多尿。	温腎扶陽	八味地黄丸
脾腎陽虚		慢性の水様便・夜明け前の下痢。	温補脾腎	四神丸 八味地黄丸＋附子理中湯
腎不納気		呼吸困難・呼吸促迫・動くと息切れがひどい。	補腎納気	黒錫丹 八味地黄丸 参蛤散
心腎陽虚		水腫・動悸・呼吸困難・呼吸促迫・発汗・ひどい四肢の冷え。	回陽固脱	参附湯 真武湯＋木防已湯
腎虚水汎		尿量減少・水腫・舌体胖大・寒がる・四肢の冷え・凌心射肺で動悸・呼吸促迫。	温陽利水	真武湯 牛車腎気丸
腎精不足	知能減退・性機能減弱・脱毛・歯の動揺・小児発育不良・骨格が弱い・泉門閉鎖遅延。		補腎益精	左帰丸 六味地黄丸＋海馬補腎丸

弁証	共通症状	主症状	治療原則	代表方剤
腎気不固	遺尿・頻尿・多尿・尿失禁・遺精・滑精・腰がだるい・膝に力が入らない。		固腎渋精	金鎖固精丸 八味地黄丸 縮泉丸 桂枝加竜骨牡蛎湯 桑螵蛸散
膀胱湿熱	頻尿・尿意頻拍・排尿痛・排尿困難・残尿感・尿の混濁・時に血尿・結石・舌質紅・舌苔黄・脈数。		清熱利湿	五淋散・猪苓湯 竜胆瀉肝湯

上海中医学院編・神戸中医学研究会訳：中医学基礎（改訂版）．燎原，1988年，255頁を元に一部改変して作成

あとがき

　五行説は，宇宙の森羅万象を理解し法則性を見出して体系化したもので，当初は医学とは無関係でした。しかし医業に携わる人も参加して，やがて五臓と関連付けられ医学的に検討されるようになっていったと推察されます。

　「五行理論を使って治療する」といいますが，人体のもつ臓器相関（神経性胃炎・脳腸相関・肝腎症候群等）が，たまたま五行理論の木乗土・水木相生などと，よく当てはまる部分があったため，というのが筆者の実感です。したがって五行理論のすべてを人体に当てはめようとするのは，暴挙であると考えます。しかし，逆に人の病態に五行理論を当てはめて考えることは，難治病への治療の糸口を与えてくれる可能性があります。

　たとえば，肝鬱・ストレス由来の疾患は人体において最も多くみられます。肝鬱をはじめ，相侮の肝火犯肺など肝鬱関連の五行理論に熟知しておくと，治療に非常に役に立ちます。ときには長期にわたる難治例がわずか2週間という短期間に著効することもあります。特にある臓の病気が，その臓に対する処方で治らないときには，五行理論を駆使すると簡単にその病気に適応する処方に到達することも多いことでしょう。先生方が五行理論を駆使して，難病治療に成功されることを祈って稿を終えます。お気づきの点がございましたら，ご教示いただけますと幸甚です。

　最後になりましたが，本書の出版にあたり，校正，ご助言，種々疑問点の相談にのっていただきました，アオキクリニック院長の二宮文乃先生，菅沼栄先生に，深謝いたします。

　また，御尊父，陸幹甫先生の考えをご教示いただき，種々ご助言いただきました，神戸中医学研究会の陸希先生に謝意を表します。さらに，五行理論についての忠告をいただきました，日本中医学会会長の平馬直樹先生に，深謝いたします。

　出版にあたり公私ともにお世話になった，東洋学術出版社社長の井ノ上匠様，会長の山本勝司様に深謝いたします。

筆者

索　引

あ

アトピー性皮膚炎……………………48
アレルギー性鼻炎……………………48

い

胃違和感………………………………31
胃寒……………………………………16
胃気上逆………………………………17
胃熱……………………………………17
胃陽不足………………………………16
陰虚火旺………………………12, 75, 90
陰虚動風………………………………13

う

温経湯………………………………… 105

え

易感冒…………………………………51

お

黄連解毒湯……………………………90

か

潰瘍性大腸炎………………………… 117
化学物質過敏症……………………… 113
膈噎……………………………………28
過敏性腸症候群………………………71
加味帰脾湯…………………………… 120
加味逍遙散……………………… 75, 90
肝胃不和………………………………13
肝陰虚………………………………11, 12
肝鬱……………………………… 13, 29
肝鬱化火………………………………35
肝鬱血瘀…………………………… 62, 78
肝鬱擾心………………………………55
肝鬱性膈噎……………………………28
肝鬱脾虚………………………………48
肝旺擾心……………… 64, 68, 75, 110, 117
肝旺乗脾…… 48, 55, 62, 69, 73, 78, 120
肝火上炎…………………………… 11, 13
肝火犯肺……………… 11, 13, 28, 75, 117
肝火侮肺……………………………… 115
肝気鬱結…………………………… 11, 13
肝気鬱滞………………………………29
肝気横逆………………………………13
肝気逆……………………………… 11, 13
肝気厥逆………………………………13
肝気上逆…………………………… 13, 35
肝気犯脾………………………………13

145

肝血虚	11, 12
肝乗脾虚	58, 66
肝腎陰虚	11, 12, 20, 110
肝腎虚弱	115
肝腎相生	60
肝腎同源	20, 57, 60
肝心同病	64
肝相侮肺	28, 48, 75, 78, 117
肝胆湿熱	11, 13
肝胆の病証	11
肝脾不和	13, 35, 90
肝風内動	11
肝陽化風	13
肝陽上亢	11, 12, 110
冠心Ⅱ号方	33, 82
甘麦大棗湯	75
寒飲伏肺	51, 85
寒湿困脾	16
寒邪犯肺	18
寒滞肝脈	11, 13, 125
寒熱挟雑	73

き

気逆擾心	66
帰脾湯	97
芎帰調血飲	64, 73, 105

け

荊芥連翹湯	42, 43
桂姜棗草黄辛附湯	90
桂枝加竜骨牡蛎湯	70

桂枝湯	90
桂枝茯苓丸	42, 51, 57, 84, 93
血虚生風	13
血虚絡瘀	100
月経困難症	121
月経不順	121
月経前症候群	121
血燥生風	97
血府逐瘀湯	62

こ

五行説（理論）	1, 3
五行の特性	4
牛車腎気丸	64
五臓の特性	4

さ

柴胡加竜骨牡蛎湯	90

し

滋陰降火湯	40, 42
滋陰至宝湯	115
自家中毒	68
四逆散	64
視床下部―自律神経系	107
湿熱阻滞脾胃	16
子盗母気	22
子（腎）盗母（肺）気	45, 48, 51, 53
子（肺）盗母（脾）気	42, 45
子（脾）盗母（心）気	37, 78, 125

子病犯母	22
炙甘草湯	33, 35, 78, 82, 84, 85, 88, 115, 124
十味敗毒湯	42, 49, 51
就眠不良	92
取類比象	3
小建中湯	37
小青竜湯	85
擾心侮肺	62
蕉窓雑話	25
衝任虚瘀	105
小半夏加茯苓湯	60
勝復調節	7
食滞胃脘	17
食欲不振	42
辛夷清肺湯	40
腎陰虚	12, 20
心陰虚	14
心火上炎	14
心肝火旺	11, 13
心肝血虚	93, 125
心気虚	14, 33
腎気不固	20
腎虚肝鬱	66
心虚不寧	115
心血虚	14
心血不足	97
神魂不安	93
心腎陰虚	14, 20
心腎相生	94
心腎不交	90, 93, 113
心神不寧	69, 93, 115
心腎陽虚	14, 20
心相乗肺	82, 85, 86
心相侮腎	82
腎精不足	20
参蘇飲	45
腎と膀胱の病証	20
心熱下注小腸	14
心肺気虚	14
心肺同病	82
心肺両虚	82
新皮質―大脳辺縁系	107
心脾相生	93, 121, 125
心脾両虚	14
心不生脾	33, 35
真武湯	120
腎不納気	20
腎不養肝	58
心陽虚	14
腎陽虚	20, 52

す

水停瘀阻	82
スッポン末	66, 70, 110
ストレス性蓄膿症	27
ストレス性腹証	26

せ

清肺湯	85, 88
喘息	77, 113
喘鳴	46

索引 147

そ

相克···································7
燥邪犯肺····························18
相乗································9, 23
相生································6, 22
相生力不足·························36
相侮································9, 23
腠理···································9
疏泄失調···························11

た

大腸虚寒···························18
大腸湿熱···························18
痰飲伏肺···························18
男性更年期·······················109

ち

治頭瘡一方························97
中気下陥···························16
腸燥便秘·······················17, 18

て

伝変·································22

と

動悸·······························37, 88
当帰飲子····························97
当帰芍薬散·························93

に

人参湯·······························93
人参養栄湯······················100

ね

熱極生風····························13
熱邪犯肺····························18

の

のぼせ·······························88

は

肺陰虚·······························18
肺寒飲溢····························85
肺気陰両虚························18
肺気虚··························18, 52
肺気不宣····························18
肺失粛降····························18
肺失宣粛····························18
肺腎陰虚·······················18, 20
肺腎同病····························48
肺と大腸の病証··················18
肺脾気虚····························18
肺脾相生····························42
肺癰·································18
八味地黄丸········49, 51, 52, 60, 82, 84,
　　　　　　86, 88, 99, 102, 105, 115
半夏瀉心湯························73
反克···································9

ひ

脾胃気虚	16
脾胃の病証	16
脾胃陽虚	16
脾陰虚	16
脾気虚	16, 33
脾虚肝乗	13
脾腎相克	93, 105
脾腎相生	102
脾腎同病	99, 105
脾腎陽虚	16, 20, 58, 93, 97, 100, 105, 120, 125
脾腎両虚	55
脾肺同病	40, 43
脾不統血	16
鼻閉	39
脾陽虚	16

ふ

風寒束表	18
風水相搏	18
風熱犯肺	18
腹部膨満感	34
附子末	45, 93
附子理中湯	60, 124
プラセンタ	105

へ

便秘	39, 95

ほ

膀胱湿熱	20
歩行時の息苦しさ	80
補中益気湯	45, 57, 66

ま

麻黄附子細辛湯	90
膜原	9
慢性の咳	74

む

無月経	103

よ

陽虚滑脱	17, 18
陽虚水氾	20, 51
腰痛	95
抑肝散加陳皮半夏	57, 69

ろ

鹿茸	48

わ

和田東郭	25

【著者略歴】
土方　康世（ひじかた・やすよ）
1965年：大阪大学工学部発酵工学科卒業
1971年：大阪大学工学部博士課程修了．工学博士
1978年：関西医科大学卒業
1984年：医学博士
1980年：東洋堂土方医院開設，現在に至る

神戸中医学研究会・温知会などで東洋医学を研鑽し診療に応用．『東洋医学会雑誌』『和漢医薬学会雑誌』，米国の『Am J Chin Med』『Altern Ther Health Med』『Evidence-Based Complementary and Alternative Medicine（eCAM）』，英国の『Expert Rev Neurotherapy』などに漢方・TCM治療を紹介．
著書に『今日から実践痛みの漢方治療』（医歯薬出版・2009），『RECENT ADVANCES IN THEORIES AND PRACTCE OF CHINESE MEDICINE』「Aplication of "Five Elements Theory" for Treating Diseases in "Chinese Medicine"」（分担執筆 INTECHWEB. ORG Croatia 2011）

所属学会：日本東洋医学会専門医指導医・日本内科学会認定医・日本肝臓学会専門医・日本消化器病学会専門医・日本乳癌学会認定医・和漢医薬学会・国際東洋医学会日本支部など．

臨床に役立つ五行理論 ──慢性病の漢方治療──

2015年6月15日	第1版　第1刷発行
2016年9月10日	第2刷発行

著　者　　土方　康世
発行者　　井ノ上　匠
発行所　　東洋学術出版社
　　　　　本　　社　〒272-0822　千葉県市川市宮久保3-1-5
　　　　　販　売　部　〒272-0823　千葉県市川市東菅野1-19-7-102
　　　　　　　　　　　電話 047(321)4428　FAX 047(321)4429
　　　　　　　　　　　e-mail　hanbai@chuui.co.jp
　　　　　編　集　部　〒272-0021　千葉県市川市八幡2-11-5-403
　　　　　　　　　　　電話 047(335)6780　FAX 047(300)0565
　　　　　　　　　　　e-mail　henshu@chuui.co.jp
　　　　　ホームページ　http://www.chuui.co.jp/

装幀デザイン／山口　方舟
印刷・製本／モリモト印刷株式会社

◎定価はカバーに表示してあります　　◎落丁，乱丁本はお取り替えいたします

2015 Printed in Japan©　　　　　　ISBN 978-4-904224-36-6 C3047

［新装版］中医学入門

神戸中医学研究会編著
Ａ５判並製　364頁　　　　　　　　　　　本体 4,800 円＋税

中医学の全体像を1冊の本にまとめた解説書としてすでに高い評価を獲得し、30年にわたって版を重ねてきた名著の第3版。

［新装版］中医臨床のための方剤学

神戸中医学研究会編著
Ａ５判並製　664頁　　　　　　　　　　　本体 7,200 円＋税

中医方剤学の名著が大幅に増補改訂して復刊。復刊にあたり、内容を全面的に点検し直し、旧版で収載し漏れていた重要方剤を追加。

［新装版］中医臨床のための中薬学

神戸中医学研究会編著
Ａ５判並製　696頁　　　　　　　　　　　本体 7,800 円＋税

永久不変の輝きを放つ生薬の解説書。1992年の刊行以来、入門者からベテランまで幅広い読者の支持を獲得してきた「神戸中医学研究会」の名著が、装いを新たに復刊。

現代語訳 黄帝内経素問 全3巻

石田秀実（九州国際大学教授）監訳
Ａ５判上製／函入／縦書

［上巻］　512頁　　　　　　　本体 10,000 円＋税
［中巻］　458頁　　　　　　　本体　9,500 円＋税
［下巻］　634頁　　　　　　　本体 12,000 円＋税

原文（大文字）と和訓は上下2段組。
［原文・和訓・注釈・現代語訳・解説］の構成。発行以来、大好評の解説書。「運気七篇」「遺篇」を含む全巻81篇。

現代語訳 黄帝内経霊枢 上下2巻

石田秀実（九州国際大学教授）・白杉悦雄（東北芸術工科大学助教授）監訳　Ａ５判上製／函入／縦書

［上巻］　568頁　　　　　　　本体 11,000 円＋税
［下巻］　552頁　　　　　　　本体 11,000 円＋税

原文（大文字）と和訓は上下2段組。
［原文・和訓・注釈・現代語訳・解説］の構成。東洋医学臨床家待望の書。中国で定評のある最もポピュラーなテキスト。

中医病因病機学

宋鷺冰著　柴﨑瑛子訳　Ａ５判並製 608頁　本体 5,600 円＋税

病因病機は中医学の核心中の核心。患者の証候を分析し、病因と病態メカニズムを明らかにすることによって、治療方針を立てるのが中医学の最大の特徴。その病因病機を専門に解説した名著の1冊。

［詳解］中医基礎理論

劉燕池・宋天彬・張瑞馥・董連栄著　浅川要監訳
Ｂ５判並製　368頁　　　　　　　　　　　本体 4,500 円＋税

Ｑ＆Ａ方式で質問に答える奥行きのある中医学基礎理論の解説書。設問は212項目。中医学基礎理論をもう一歩深めたい人のための充実した解説書。

中医基本用語辞典

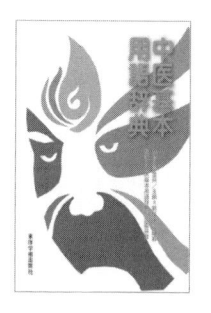

高金亮監修　劉桂平・孟静岩主編
中医基本用語辞典翻訳委員会翻訳
Ａ５判　ビニールクロス装・函入　872頁　本体8,000円＋税
中医学の基本用語約3,500語を収載。引きやすく，読みやすく，学習にも臨床にも役立つ1冊。
- 中医学の専門用語を，平易な説明文で解説。中医学の基礎がしっかり身に付く。
- 用語を探しやすい五十音順の配列を基本にしながら，親見出し語の下に子見出し語・孫見出し語を配列してあるので，関連用語も参照しやすい。
- 中医病名の後ろには，代表的な弁証分型が子見出し語として併記されており，用語の解説に加えて弁証に応じた治法・方剤名・配穴など，治療の際の参考になる情報もすぐに得られる。
- 類義語集・年表・経絡図・中薬一覧表・方剤一覧表など，付録も充実。

やさしい中医学入門

関口善太著　Ａ５判並製　204頁　本体2,600円＋税
入門時に誰もが戸惑う中医学の特異な発想法を，爽やかで楽しいイラストと豊富な図表で解説。3日間で読める中医学の入門書。

中医学の基礎

平馬直樹・兵頭明・路京華・劉公望監修
Ｂ５判並製　340頁　本体5,600円＋税
中国の第5版教材をもとに，日本人が学びやすいように徹底的に吟味推敲された「中医学基礎理論」の決定版。日中共同編集による権威ある教科書。初学者が必ず学ぶ必読書。『針灸学』[基礎篇]を改訂した中医版テキスト。

中医診断学ノート

内山恵子著　Ｂ５判並製　184頁　本体3,200円＋税
チャート式図形化で，視覚的に中医学を理解させる画期的なノート。中医学全体の流れを俯瞰的に理解できるレイアウト。平易な文章で要領よく解説。増刷を重ねる好評の書。

標準　中医内科学

張伯臾主編　董建華・周仲瑛副主編　鈴木元子・福田裕子・藤田康介・向田和弘翻訳
Ｂ５判並製　424頁　本体4,600円＋税
内科でよく見られる代表的な48病証の弁証治療を解説。老中医たちが心血を注いで編纂した，定評ある「第五版教科書」の日本語版。古典文献の引用が豊富。日常の漢方診療に役立つ基本知識が確実に身につく標準教科書。

[実践講座] 中医弁証

楊亜平主編　平出由子翻訳　Ａ５判並製　800頁　本体5,800円＋税
医師と患者の会話形式で弁証論治を行う診察風景を再現。対話の要所で医師の思考方法を提示しているので，弁証論治の組み立て方・分析方法・結論の導き方を容易に理解できる。本篇114，副篇87，計201症例収録。

中医学の魅力に触れ，実践する

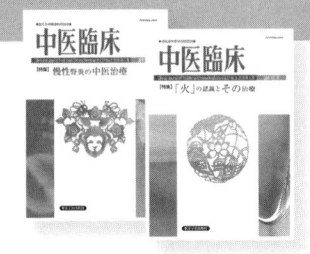

[季刊] 中医臨床

- ●定　　価　本体1,571円＋税（送料別210円）
- ●年間予約　本体1,571円＋税　4冊（送料共）
- ●3年予約　本体1,429円＋税　12冊（送料共）

●──中国の中医に学ぶ

現代中医学を形づくった老中医の経験を土台にして，中医学はいまも進化をつづけています。本場中国の経験豊富な中医師の臨床や研究から，最新の中国中医事情に至るまで，編集部独自の視点で情報をピックアップして紹介します。翻訳文献・インタビュー・取材記事・解説記事・ニュース……など，多彩な内容です。

●──古典の世界へ誘う

『内経』以来2千年にわたって連綿と続いてきた古典医学を高度に概括したものが現代中医学です。古典のなかには，再編成する過程でこぼれ落ちた智慧がたくさん残されています。しかし古典の世界は果てしなく広く，つかみどころがありません。そこで本誌では古典の世界へ誘う記事を随時企画しています。

●──湯液とエキス製剤を両輪に

中医弁証の力を余すところなく発揮するには，湯液治療を身につけることが欠かせません。病因病機を審らかにして治法を導き，ポイントを押さえて処方を自由に構成します。一方エキス剤であっても限定付ながら，弁証能力を向上させることで臨機応変な運用が可能になります。各種入門講座や臨床報告の記事などから弁証論治を実践するコツを学べます。

●──薬と針灸の基礎理論は共通

中医学は薬も針も共通の生理観・病理観にもとづいている点が特徴です。針灸の記事だからといって医師や薬剤師の方にとって無関係なのではなく，逆に薬の記事のなかに鍼灸師に役立つ情報が詰まっています。好評の長期連載「弁証論治トレーニング」では，共通の症例を針と薬の双方からコメンテーターが易しく解説しています。

ご注文はフリーダイヤルFAXで
0120-727-060

東洋学術出版社

〒272-0823 千葉県市川市東菅野1-19-7-102
電話：(047) 321-4428
E-mail : hanbai@chuui.co.jp
URL : http://www.chuui.co.jp